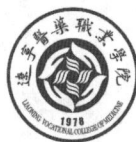

卫生职业教育"双高"专业群"十四五"规划

新形态一体化特色教材

U0642145

康复辅助技术咨询

（活页式教材）

主　编　赵守彰

副主编　陈亭西　张　巍　李　屹

编　者　（以姓氏笔画为序）

牛誉博（中国医科大学附属盛京医院）

孙长勇（大连嘉年现代肢体矫正技术有限公司）

李　屹（辽宁医药职业学院）

宋汉强（营口恩瑞康医疗健康科技有限公司）

张　巍（辽宁医药职业学院）

陈亭西（辽宁医药职业学院）

易佳丽（辽宁医药职业学院）

周　浩（辽宁中医药大学附属医院）

赵守彰（辽宁医药职业学院）

谭加智（沈阳康智达医疗科技有限公司）

华中科技大学出版社

http://press.hust.edu.cn

中国·武汉

内容简介

本书是卫生职业教育"双高"专业群"十四五"规划新形态一体化特色教材。

本书共有七个工作任务,包括骨折辅助技术咨询、脊柱侧弯辅助技术咨询、足踝疾病辅助技术咨询、运动损伤辅助技术咨询、周围神经损伤辅助技术咨询、脑病辅助技术咨询、烧伤辅助技术咨询。

本书可供康复工程技术、康复治疗技术等专业使用。

图书在版编目(CIP)数据

康复辅助技术咨询：活页式教材 / 赵守彰主编. -- 武汉 ：华中科技大学出版社，2025. 1. -- ISBN 978-7 -5772-0295-2

Ⅰ. R496

中国国家版本馆 CIP 数据核字第 2024XZ9682 号

康复辅助技术咨询(活页式教材)　　　　　　　　　　　　　　　　　赵守彰　主编
Kangfu Fuzhu Jishu Zixun(Huoyeshi Jiaocai)

策划编辑：史燕丽
责任编辑：张　琴
封面设计：清格印象
责任校对：王亚钦
责任监印：周治超
出版发行：华中科技大学出版社(中国·武汉)　　　电话：(027)81321913
　　　　　武汉市东湖新技术开发区华工科技园　　　邮编：430223
录　　排：华中科技大学惠友文印中心
印　　刷：武汉科源印刷设计有限公司
开　　本：787mm×1092mm　1/16
印　　张：12.5
字　　数：320千字
版　　次：2025 年 1 月第 1 版第 1 次印刷
定　　价：39.90 元

活页式教材

为了积极响应国务院《国家职业教育改革实施方案》（简称《职教20条》）以及教育部《职业院校教材管理办法》《"十四五"职业教育规划教材建设实施方案》的相关政策和文件精神，围绕深化教学改革和"互联网＋职业教育"发展需求，我们开发了一批编排方式科学、配套资源丰富、呈现形式灵活、信息技术应用适当的新型活页式融媒体教材。

与传统普通胶装教材不同，活页式教材通常以单个项目为单位，以活页的形式将项目贯穿起来，强调在知识的理解与掌握的基础上进行实践和应用，适用于以学生为中心的教学模式，更多体现在以学生为主体的前提下，加强教材和学习者之间深层次的互动。本教材采取活页式设计，教材内页通过活页圈的应用，实现了"活教""活学""活用"，方便教师和学生根据实际教学情况灵活调整。

本教材的建议使用方式如下：

学生使用说明

1. 可自行添加学习辅助材料，如实训报告、试卷等。
2. 上课时不用带整本书，只带当节课需要的对应内容即可，简单方便。
3. 可根据自我学习进度随时调整学习顺序。

教师使用说明

1. 可及时将新技术、新规范、新标准形成讲义，随时更新教学内容。
2. 可结合数字资源进行线上线下混合式教学，在课前预习、课中学习、课后复习中与活页式教材配套。
3. 可添加教辅资料。

网络增值服务

使用说明

欢迎使用华中科技大学出版社资源网

① 教师使用流程

（1）登录网址：https://bookcenter.hustp.com/recource/index.html（注册时请选择教师用户）

注册 > 登录 > 完善个人信息 > 等待审核

（2）审核通过后，您可以在网站使用以下功能：

浏览教学资源　　建立课程　　管理学生　　布置作业　查询学生学习记录等

教师

② 学员使用流程

（建议学员在PC端完成注册、登录、完善个人信息的操作）

（1）PC 端学员操作步骤

　　① 登录网址：https://bookcenter.hustp.com/recource/index.html （注册时请选择普通用户）

注册 > 完善个人信息 > 登录

　　② 查看课程资源：（如有学习码，请在个人中心–学习码验证中先验证，再进行操作）

选择课程

首页课程 > 课程详情页 > 查看课程资源

（2）手机端扫码操作步骤

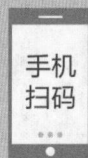

手机扫码 → 登录 → 查看数字资源

注册

编 写 说 明

一、课程性质描述

"康复辅助技术咨询"作为康复工程技术专业的核心课程,其设计理念基于实际的工作过程,旨在为学生提供专业领域内深入的学习和实践。

适用专业:康复工程技术、康复治疗技术。

开设时间:第四学期。

建议课时:56 学时。

二、典型工作任务描述

康复辅助技术咨询是康复工程临床工作的重要环节,操作者根据功能障碍者的身体功能与结构、活动参与能力及使用环境等因素,综合运用康复辅助技术产品,为功能障碍者提供辅助技术咨询、转介、评估、方案设计、应用指导等服务。

三、课程学习目标

1. 知识目标 通过本课程的学习,掌握功能障碍者的身体功能与结构、活动参与能力及使用环境等因素,熟悉康复辅助技术产品功能。

2. 技能目标

(1)能够按照 SOAP 程序为患者实施康复诊疗,能协同康复小组完成常见疾病的 SOAP 流程。SOAP 包含 4 个方面:主观(subjective,S)资料,客观(objective,O)资料,评估(assessment,A)和计划(plan,P)。

(2)根据功能障碍者的身体功能与结构、活动参与能力及使用环境等因素,综合运用康复辅助技术产品,为功能障碍者提供辅助技术咨询、转介、评估、方案设计、应用指导等。

(3)具有一定的影像学阅片能力。

(4)能够对患者及家属进行康复宣传与康复教育。

(5)能运用人际沟通技巧与患者进行良好的沟通,提高患者的社会适应能力。

(6)具备发现、分析和解决问题的能力以及创新意识。

3. 素质目标

(1)思政目标:关爱残疾人,具有高尚的情操和奉献精神。

(2)热爱康复工程专业及康复工程相关工作;形成良好的职业道德和职业素养。

(3)具备良好的工作习惯、严谨求实的工作态度,对患者具有高度的爱心、细心、耐心与责任心。

四、学习组织形式与方法

1. 给学生的建议 相较于传统教材,本教材采用了全新的编写方式。它更加贴近实际工作需求,有助于你深入理解和把握康复辅助技术咨询工作的各个环节。通过使用此活页式教材,你将学会如何进行康复辅助技术咨询、转介、评估、方案设计以及应用指导等,从而全面提升你的综合职业能力。这本教材为你提供了一个高效的学习途径,有望在短时间内将你培养成为康复辅助技术咨询领域的技术能手!

在正式开始学习之前请你仔细阅读以下内容,了解即将开始的全新教学模式,从而做好相应的学习准备。

(1)主动学习:在学习过程中,你将获得与以往完全不同的学习体验,这与传统以课堂讲授为主的教学模式有本质的区别。在这里你将是学习的主体,自主学习将成为本课程的主旋律。工作能力只有在你自己亲身实践后才能获得,而不能仅依靠教师的传授(知识)与指导(技能)。在工作过程中获取的知识令人印象深刻,而教师在你的学习和工作过程中只能对你进行方法上的指导,为你的学习与工作提供帮助。比如,教师可以给你讲解如何进行脊柱侧弯 Cobb 角的计算,给你解释高温热塑矫形器和低温热塑矫形器的不同,教你如何运用 SOAP 进行分步骤的咨询等。但在学习中,这些都是外因,你的主动学习与工作才是内因,外因只能通过内因起作用。要想成为康复工程领域内的技术能手,你必须主动、积极、亲自去完成整个 SOAP 咨询过程,通过完成工作任务学会工作。主动学习将伴随你的职业生涯,它可以使你快速掌握新工艺、新技术。

(2)用好活页:首先,你要深刻理解学习情境的每一个学习目标,利用这些目标指导自己的学习并评价自己的学习效果;其次,你要明确学习内容的结构,在"引导问题"的帮助下,尽量独自去学习并填写工作计划;同时,你可以在教师和同学的帮助下,通过查阅《康复辅助器具 分类和术语》《生物力学》《康复评定技术》等资料,学习重要的工作过程知识;再次,你应当积极参与小组讨论,去尝试解决复杂和综合性的问题,进行工作质量的自检和小组同学互检,并注意操作规范和安全要求,在多种技术实践活动中形成自己的思维方式;最后,在完成一个工作任务后,反思是否有更好的方法或更合理的规划来完成工作目标。

(3)团队协作:课程的每个学习情境都是一个完整的工作过程,大部分的工作需要团队协作才能完成。教师会协助学生组建学习小组,各小组成员需在组长的带领下,制订可行的学习与工作计划,并能分工协作,互相帮助,互相学习,广泛开展交流,大胆发表自己的观点和见解,以确保按时、保质、保量地完成工作任务。

(4)把握好学习过程和学习资源。①学习过程:由学习准备、计划与实施和评价反馈所组成的完整过程。你要养成理论与实践紧密结合的习惯,教师引导、同学交流、学习中的观察与独立思考、动手操作和评价反思都是专业技术学习的重要环节。②学习资源:可以参阅每个学习情境结束后所列的相关知识点。此外,你也可以通过图书馆、互联网等途径获得更多的专业技术信息,这将为你的学习和工作提供更多的帮助和技术支持,拓展你的学习视野。

在职业院校,学生的核心使命不仅在于学习,更在于通过实践工作来掌握实际的工作技能。我们期待你能够在此过程中学会学习,不断提升自己的学习能力和适应能力。同时,我们希望你把自己的学习感受反馈给我们,以便我们提供更好的教学服务。

祝你学习取得成功,早日成为康复工程领域的技术能手!

2. 给教师的建议 《康复辅助技术咨询》是针对康复工程技术专业典型工作任务学习领域开发的活页式教材,是一本强调学生主动学习和有效学习的新教材。它的特点是在学习与工作一体化的情境下,引领学生完成"康复辅助技术咨询"工作任务,经历完整的学习与工作过程,在培养专业能力的同时,提升其关键能力和综合素质,从而发展学生的综合职业能力。

为给您的教学带来帮助,在教学过程中,有如下建议。

(1)教师作用与有效教学:在教学组织与实施方面,需要您去组建教学团队,构建和改善教学环境,以实现工作过程系统化的教学;在指导学生学习时,请您尽量改善学生的学习环境,为学生提供学习资源,充分调动学生学习的主动性,让学生在小组合作与交流的氛围中,尽可能通过亲自实践来学习,并加强学习过程的质量控制。您的耐心指导和有效的管理将使学生的学习更加有效。

(2)学习目标与学业评价。

①学习目标:学生完成工作任务后预期获得的能力及其水平。这些目标不仅针对当前工作任务的过程和结果设定了明确的质量要求,同时也为学生今后在完成类似工作任务时提供了指导。要将每个学习目标落实到具体的教学活动中。

②学业评价:对学生的学业评价要在学习过程中体现。您可以通过学生的自评、小组同学的互评及您的检查与评价来实现对学生学业的综合评价。

(3)学习内容与活动设计:本课程的学习内容是一体化的工作任务。在教学时,您可以根据当前的实际情况自行设计标准化患者或者引入一个真实的临床案例作为教学的载体。重要的是建立任务完成与知识学习之间的内在联系,将完成工作任务的整个过程分解为一系列可以让学生独立学习和工作的相对完整的教学活动,这些活动可以依据实际教学情况来设计。在实施时,要充分相信学生并发挥学生的主体作用,与他们共同进行活动过程的质量控制。

(4)教学方法与组织形式:本课程倡导行动导向的教学,通过问题引导学生主动思考和学习。请您根据学习情境所需的工作要求,组建学生学习小组。学生在合作中共同完成工作任务。分组时请注意兼顾学生的学习能力、性格和态度等个体差异,以自愿为原则。

(5)其他建议:本活页式教材的教学须在工学结合一体化真实环境或仿真环境里完成。建议您在教学过程中,加强课程思政建设和职业素养培养,做好安全与健康防范预案。

愿这本活页式教材能让您的教学更为有效!

五、学时分配

序号	工作任务简介	学时分配
1	骨折辅助技术咨询	16
2	脊柱侧弯辅助技术咨询	8
3	足踝疾病辅助技术咨询	8
4	运动损伤辅助技术咨询	8
5	周围神经损伤辅助技术咨询	4
6	脑病辅助技术咨询	8
7	烧伤辅助技术咨询	4
	合计	56

六、学业评价

学号	姓名	学习情境													总评
		工作任务一		工作任务二		工作任务三		工作任务四		工作任务五		工作任务六		工作任务七		
		分值	比例	分值	比例	分值	比例	分值	比例	分值	比例	分值	比例	分值	比例	

目录

工作任务一　骨折辅助技术咨询　　　　　　　　　　　　　　　　/1
　　学习情境一　肩部骨折与脱位的辅助技术咨询　　　　　　　　　/1
　　学习情境二　肘部骨折与脱位的辅助技术咨询　　　　　　　　　/13
　　学习情境三　腕部和手骨折的辅助技术咨询　　　　　　　　　　/22
　　学习情境四　髋部骨折的辅助技术咨询　　　　　　　　　　　　/35
　　学习情境五　膝关节骨折的辅助技术咨询　　　　　　　　　　　/46
　　学习情境六　踝足骨折的辅助技术咨询　　　　　　　　　　　　/58
　　学习情境七　头颈部、躯干骨折的辅助技术咨询　　　　　　　　/70

工作任务二　脊柱侧弯辅助技术咨询　　　　　　　　　　　　　/92
　　学习情境八　脊柱三侧弯的辅助技术咨询　　　　　　　　　　　/92
　　学习情境九　脊柱四侧弯的辅助技术咨询　　　　　　　　　　　/103

工作任务三　足踝疾病辅助技术咨询　　　　　　　　　　　　　/117
　　学习情境十　扁平足的辅助技术咨询　　　　　　　　　　　　　/117
　　学习情境十一　糖尿病足的辅助技术咨询　　　　　　　　　　　/127
　　学习情境十二　足下垂、内翻等的辅助技术咨询　　　　　　　　/135

工作任务四　运动损伤辅助技术咨询　　　　　　　　　　　　　/144
　　学习情境十三　膝关节韧带损伤的辅助技术咨询　　　　　　　　/144

工作任务五　周围神经损伤辅助技术咨询　　　　　　　　　　　/153
　　学习情境十四　桡神经损伤的辅助技术咨询　　　　　　　　　　/153

工作任务六　脑病辅助技术咨询　　　　　　　　　　　　　　　/161
　　学习情境十五　脑卒中的辅助技术咨询　　　　　　　　　　　　/161
　　学习情境十六　脑瘫的辅助技术咨询　　　　　　　　　　　　　/172

工作任务七　烧伤辅助技术咨询　　　　　　　　　　　　　　　/180
　　学习情境十七　烧伤的辅助技术咨询　　　　　　　　　　　　　/180

主要参考文献　　　　　　　　　　　　　　　　　　　　　　　/187

骨折辅助技术咨询

　　骨折辅助技术主要用于骨折、脱位后功能障碍的康复辅助支持与康复宣传教育。利用骨折辅助技术,可改变骨折造成的移位,抵抗造成移位的生物力学因素,预防瘢痕,保护损伤部位,减重免荷以及辅助训练等。康复辅助技术咨询师需要了解常见骨折、脱位引起的运动功能障碍,并掌握常见骨折与脱位的病因、临床表现、评定方法等知识,准确地运用 SOAP 流程,为患者制订合适的康复辅助方案。

学习情境一　肩部骨折与脱位的辅助技术咨询

📝 学习情境描述

扫码看课件

　　患者,男,19 岁,1 天前不慎摔倒,致左侧肩部疼痛,伴活动受限,急诊摄片示"左侧锁骨骨折",骨折远端向前、下移位,现患者左侧肩部活动受限,左侧肩胛骨随上肢的活动而活动(图 1-1)。

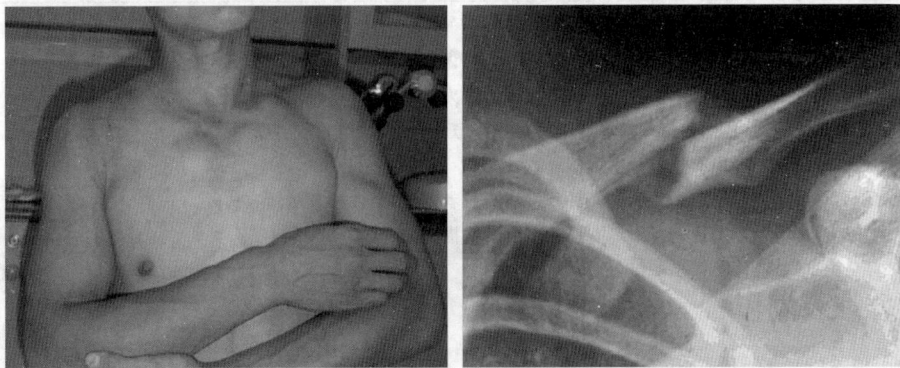

图 1-1　左侧锁骨骨折外观图以及 X 线片

　　骨伤科医生建议该患者使用辅助技术。应患者家属要求,你已来到医院与患者及家属见面。你应如何开展康复辅助技术咨询?请为患者制订相关的康复辅助技术咨询方案。

🎯 学习目标

　　(1)了解常见肩部骨折、脱位引起的运动功能障碍。

　　(2)通过学习肩部的解剖学及生物力学知识,熟悉不同功能障碍的临床表现、评定方法、肩部常用辅具类型及适应证等知识,制订有针对性的康复辅助方案,正确地完成其康复辅助技术的 SOAP 流程。

(3)在整个 SOAP 流程中,注重团队配合,关爱患者,运用人际沟通技巧与患者及家属进行良好的沟通,能够对患者及家属进行康复宣传与康复教育。

任务书

姓名: 　　　　　　　　班级: 　　　　　　　　学号:

任务分析	临床表现与特点	
	康复要点	
	辅助技术选择	
	注意事项	
任务实施	S	主诉	
		症状	
		特殊问题	
		现病史	
		过去史	
	O	视诊	
		触诊	
		运动检查	
		神经检查	
	A	分析结果	
	P	康复辅助方案	

注意:完成工作任务后,康复辅助技术咨询师必须明确以下方面。

(1)症状的主要来源:如患者是否为解剖结构上的问题、意识行为问题等。

(2)造成症状的各种因素:如环境、行为、情感、躯体或生物力学因素。

(3)需要重复检查的内容:可以作为病情好转或恶化的标志性内容,并用 * 号加以标注。

(4)在体格检查(客观检查)中的注意事项和禁忌证。

(5)疾病的预后受很多因素影响,如损伤的范围和阶段,患者的期望、性格及生活方式等。

(6)如何更好地对患者及其病情进行管理并提供更有效的措施与建议?

任务分组

班级		组号		指导教师	
组长		学号			

	姓名	学号	姓名	学号
组员				
任务分工				

获取信息

了解本学习情境需要掌握的内容（包括肩部的解剖学及生物力学知识），熟悉不同功能障碍的临床表现，并收集相关资料。

引导问题

1. 肩部复合体由哪些关节组成？
2. 图 1-2 中示意的肌肉对肩关节有什么作用？

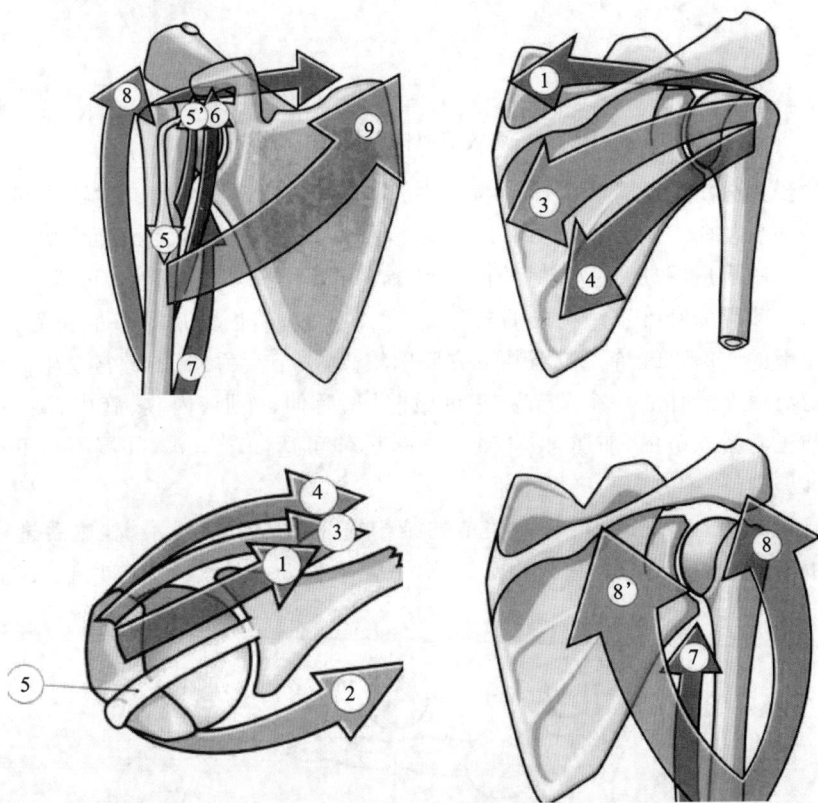

图 1-2 肩关节

1—冈上肌；2—肩胛下肌；3—冈下肌；4—小圆肌；5—肱二头肌长头；5'—肱二头肌短头；6—喙肱肌；
7—肱三头肌长头；8—三角肌外侧束；8'—三角肌后束；9—胸大肌锁骨部分

3. 肩部常用的评估方法有哪些？应如何选择？
4. 简述肩部常用的康复辅助器具及其作用。
5. 锁骨骨折时应注意哪些问题？

小提示

1. 肩部复合体的解剖 锁骨是上肢与躯干的连接和支撑结构，呈 S 形，近端与胸骨柄形成胸锁关节，远端与肩峰形成肩锁关节，外侧有喙锁韧带固定锁骨（图 1-3）。

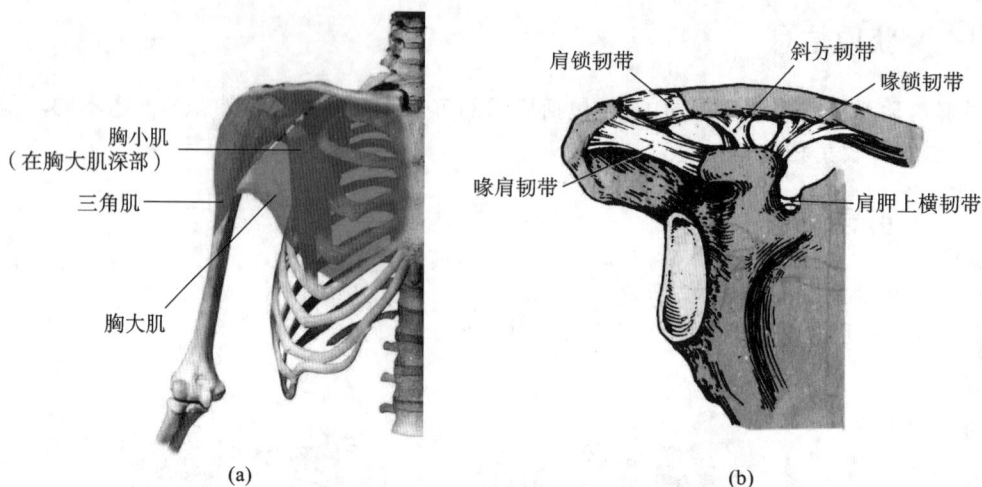

图 1-3　肩关节肌肉及肩锁关节韧带

2. 肩部的受力分析　肱骨头为球形的关节面,肱二头肌的长头腱跨过结节间沟,随肱骨内收、外展、旋转的活动而上下滑行。关节盂呈梨形,上窄下宽,关节面为凹面,朝向前、外、下方。关节盂表面覆有一层透明软骨,关节盂的边缘镶有一层纤维软骨,为盂唇,可增加盂的深度。

肩关节的关节囊为纤维组织构成的松弛囊,关节盂较浅,因此肩关节的稳固性主要由韧带和盂肱关节周围的肌肉群维持。但因其下方肌肉较少,关节囊薄弱,因此常发生前脱位。

肩关节是灵活性最佳的一个关节。它可做前屈、后伸、外展、内收、旋内、旋外以及环转运动。肩关节的正常活动范围:前屈可达 $70°\sim90°$,后伸可达 $40°\sim50°$,外展可达 $90°\sim120°$。总之,肩关节可以进行三维方向的广泛运动。

在分析肩部的受力情况时,可将肩关节的结构简化为一个杠杆系统,然后进行力学分析。假设手臂重量为体重的 1/20,体重为 600 N,则手臂重为 30 N,其重心作用在大约离肱骨头中心 30 cm 处(图 1-4)。

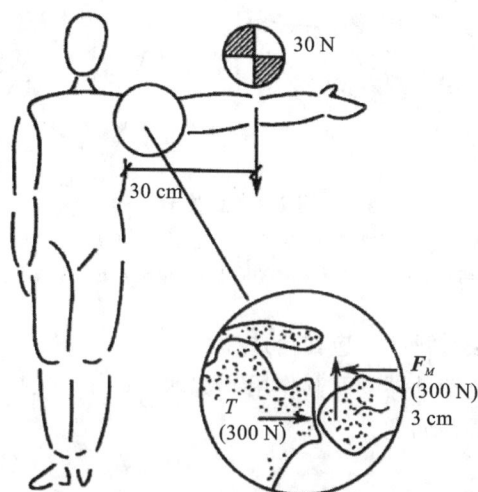

图 1-4　肩关节受力分析图

根据力矩=力×力臂,可得 30 N×30 cm=300 N×3 cm,再根据手臂重力及长度可粗略估算肩关节受力。

3. 锁骨骨折的移位 锁骨骨折常发生在锁骨中段。多为横断或斜行骨折,内侧断端因受胸锁乳突肌的牵拉常向上、后移位,外侧断端受上肢的重力作用向内、下移位,形成凸面向上的成角、错位、缩短畸形。

🕐 工作计划

(1)小组进行分工,完成下表内容。

步骤	工作内容	负责人
S		
O		
A		
P		

(2)制订耗材、评估工具清单。

序号	名称	型号与规格	单位	数量	备注

(3)按照 SOAP 流程制订锁骨骨折患者的康复辅助技术咨询方案,初步填写任务书。

💡 进行决策

小组内讨论每个同学的康复辅助技术咨询方案,分析优劣,综合每位同学的意见,确定小组的最终康复辅助技术咨询方案。教师结合各小组完成情况进行点评,修正最终方案。

🛠 工作实施

(1)按照本组制订的计划(最终方案)对标准化患者实施康复辅助技术咨询。
(2)康复辅助技术咨询一般步骤。

任务步骤		任务程序	注意事项
S	主诉	问清现存症状的形式、范围、深度、性质、程度,异常感觉及症状间关系	①有效倾听; ②善于引导患者谈话; ③多采用开放式谈话,少用闭合式谈话; ④减少专业术语的使用; ⑤注意沟通的完整性,重视患者反馈的信息; ⑥处理好谈话中的沉默; ⑦善于使用积极的言语,避免使用伤害性言语
	症状	问清加重因素、缓解因素	
	特殊问题	了解全身健康状况	
	现病史	记录现有症状开始和改变的时间	
	过去史	记录先前相关病史信息	

续表

任务步骤		任务程序	注意事项
O	视诊	观察患者的锁骨部位,检查是否有红、肿、热、痛等炎症反应,评估骨折部位的稳定性及愈合情况	①测量时充分暴露被测量关节,先确定骨性标志,再放置量角器; ②如关节活动受限,先测量关节的主动活动度,后测量被动活动度,分别记录; ③评估受力时,对比左右侧(健患侧),且最好先检查健侧以确定施加阻力的大小; ④检查中应给予适当鼓励性的指令,以便提高受检者的主观能动性
	触诊	通过触按找寻压痛点	
	运动检查	测量并记录患者肩关节、肘关节等关节的活动范围,以了解骨折对关节功能的影响。通过肌力测试,评估患者上肢各肌群的肌力水平,特别是与锁骨骨折部位相关的肌肉的肌力水平	
	神经检查	深反射、浅反射检查	
A	分析结果	根据各项主观检查、客观检查结果和运动解剖学、生物力学知识进行综合分析与总结,得出功能障碍分析结果	—
P	制订计划	根据明确的分析结果,为患者有针对性地制订康复辅助计划	①可采用三角巾悬吊、石膏或支具固定等方法,限制骨折部位的活动,促进骨折愈合; ②进行手指、腕关节等未受累关节的主动活动,以保持关节灵活性

👍 评价反馈

学生进行自评,评价自己能否完成肩部骨折与脱位的辅助技术咨询的学习,能否按时完成整个 SOAP 流程和填写任务书,有无任务遗漏。教师对学生进行评价的内容:报告书写是否工整、规范,报告内容数据是否出自实训、真实合理,阐述是否详细,认识体会是否深刻,结果分析是否合理,是否达到了实训的目的。

(1)学生进行自评,并将结果填入下面学生自评表中。

班级:　　　　　　　　姓名:　　　　　　　　学号:

学习情境:

评价项目	评价标准	分值	得分
主观评估	通过谈话问清现存症状,获得有效信息	10	
客观检查	准确、合理、规范地完成所需评估项目	10	
结果评定	准确分析功能障碍结果及形成因素	15	
辅助计划	提供准确、有效的辅助计划和康复建议	15	
工作态度	态度端正,无无故缺勤、迟到、早退现象	10	
工作质量	能按计划完成工作任务	10	
协调能力	与小组成员、其他同学之间能合作交流,协调工作	10	

续表

评价项目	评价标准	分值	得分
职业素质	关爱残疾人，有爱心、耐心、细心、责任心	10	
创新意识	运用 SOAP 流程拓展工作	10	
	合计	100	

（2）学生以小组为单位，对学习的过程与结果进行互评，将互评结果填入下面学生互评表中。

学习情境									评价对象（组别）					
评价项目	分值			等级					1	2	3	4	5	6
职业素养	15	优	13～15	良	10～12	中	7～9	差	0～6					
工作效率	10	优	9～10	良	7～8	中	5～6	差	0～4					
计划合理	15	优	13～15	良	10～12	中	7～9	差	0～6					
方案准确	15	优	13～15	良	10～12	中	7～9	差	0～6					
团队合作	10	优	9～10	良	7～8	中	5～6	差	0～4					
组织有序	10	优	9～10	良	7～8	中	5～6	差	0～4					
操作规范	10	优	9～10	良	7～8	中	5～6	差	0～4					
成果展示	15	优	13～15	良	10～12	中	7～9	差	0～6					
合计	100													

（3）教师对学生工作过程与工作结果进行评价，并将评价结果填入下面教师综合评价表中。

学习情境				
评价项目		评价标准	分值	得分
工作过程 （50%）	S(10)	有效倾听	3	
		谈话技巧合理；能较好处理谈话中的沉默	4	
		注意沟通的完整性，重视患者反馈的信息	3	
	O(10)	评估内容合理、安全、有效	4	
		操作位置准确	2	
		评估顺序标准	2	
		评估中使用恰当指令，以提高患者的主观能动性	2	
	A(10)	基础知识运用合理	2	
		准确分析功能障碍的影响因素	4	
		评定结果准确	4	
	P(20)	提供准确、有效的辅助计划	10	
		开展有针对性的康复教育	5	
		针对患者的期望给予回复	5	

续表

评价项目		评价标准	分值	得分
职业素养 （20%）	思政目标	关爱残疾人，有爱心、耐心、细心、责任心	5	
	工作习惯	具有安全意识、责任意识、服务意识	5	
	工作态度	积极参加教学活动，按时完成评价表，遵守考勤制度	5	
	团队精神	具有团队合作能力和与团队成员有效交流的能力	5	
项目成果 （30%）	工作完整	能按时完成任务	5	
	工作规范	能按规范要求开展 SOAP	10	
	辅具报告	能针对情境设计辅助计划	10	
	成果展示	能准确表达并汇报工作成果	5	
合计			100	

（4）综合评价表如下。

自评（20%）	小组互评（30%）	教师评价（50%）	综合得分

学习情境的相关知识点

运动上肢带的作用肌

运动上肢带的作用肌见图 1-5 至图 1-10。

(a) 浅层 　　　　　　　　　　(b) 深层

图 1-5　背肌

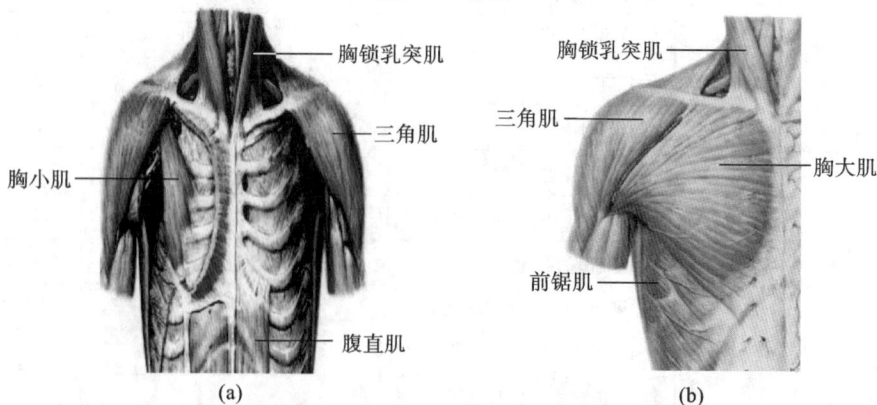

(a) 　　　　　　　　　　(b)

图 1-6　胸上肢肌

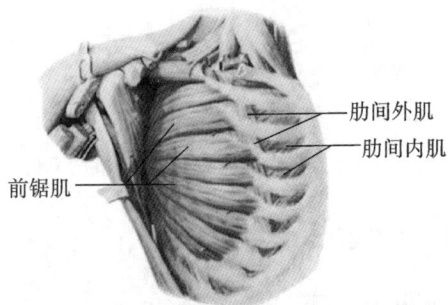

图 1-7　胸固有肌

肋间外肌
肋间内肌
前锯肌

肱二头肌短头
喙肱肌
肱二头肌
肱肌

肱二头肌长头
肱二头肌短头
肱二头肌

肱二头肌长头

(a) 浅层　　　　　　　　　　(b) 深层

图 1-8　上肢肌

冈上肌
肩胛冈
冈下肌
小圆肌
大圆肌
背阔肌

三角肌

肩胛下肌

胸锁乳突肌

前锯肌

(a)　　　　　　　　　　(b)

图 1-9　肩肌

🔍 肩部常用评定

见王玉龙、周菊芝主编的《康复评定技术》。

🔍 肩部常用辅具

1. 肩外展矫形器

(1)作用及分类:又称作肩外展支架或肩外展支具,俗称飞机架、托肩架,可调整患侧肩、肘、

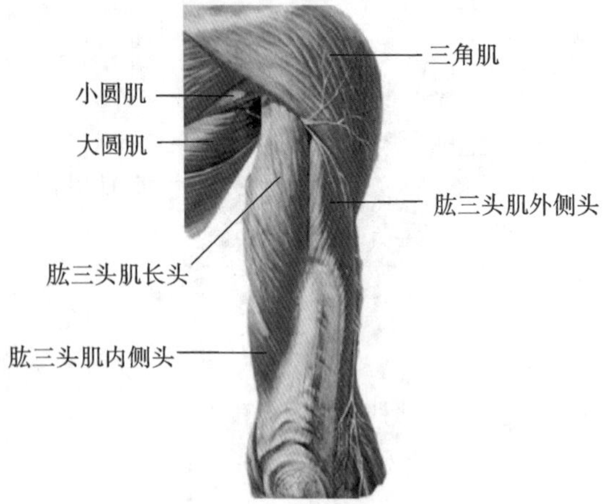

图 1-10 上肢肌背侧群

腕关节(图 1-11)。作用为保持肩关节处于功能位,改善损伤愈合环境。在康复初期,使患肢处于需要的位置,促进消肿、消炎、止痛等。肩外展矫形器分为可调与不可调两种。

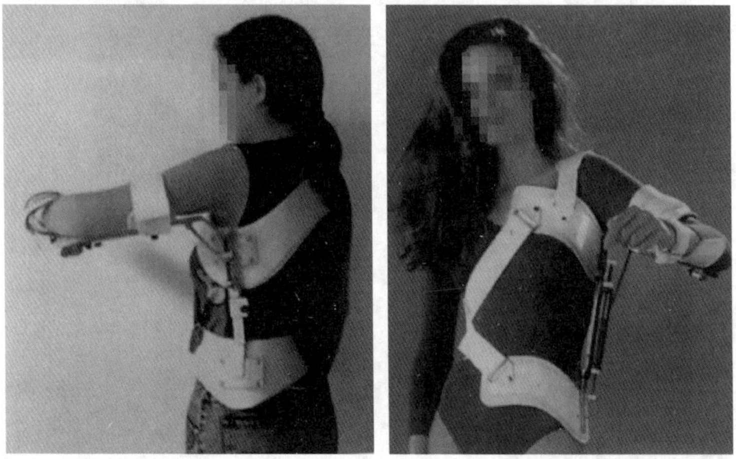

(a)   (b)

图 1-11 肩外展矫形器

（2）生物力学原理:固定肩关节于外展 45°～80°、前屈 15°～30°、内旋 15°、屈肘 90°、伸腕 30° 的功能位,以减轻肩关节周围肌肉、韧带负荷。在患者站立或卧床时,可使患肢处于抬高的位置,以利于消肿、消炎、止痛。用两根皮带将肩外展矫形器固定在躯干两侧。肩外展矫形器可用钢丝、金属条、金属板、塑料板等制成。

（3）适应证:肩外展矫形器适用于肩关节手术后固定、肱骨骨折合并桡神经损伤、三角肌瘫痪、肩关节骨折、肩关节脱位整复后、臂丛神经损伤、急性肩周炎、肩关节化脓性关节炎、肩关节结核等患者。可使患侧的肩关节处于外展、前屈、内旋位,肘关节处于屈曲位,腕关节处于功能位。

2. 翼状肩胛矫形器

（1）定义:翼状肩胛矫形器又称肩胛骨保持矫形器。翼状肩胛畸形是由前锯肌瘫痪所致,患者不但形成翼状肩胛,而且不能上举上肢,此时应使用翼状肩胛矫形器(图 1-12)。

（2）生物力学原理:对肩胛骨施加一定的压力,限制其向后移动,辅助恢复肩关节外展功能,减轻患者肩部疲劳。

（3）适应证:适用于前锯肌瘫痪引起的翼状肩胛畸形患者,以辅助恢复肩关节外展功能。

图 1-12 翼状肩胛矫形器

3. 肩带

（1）组成、作用：由胸廓带、肩部压垫及上臂环带等组成，以限制肩部活动，防止肩关节半脱位（图 1-13）。

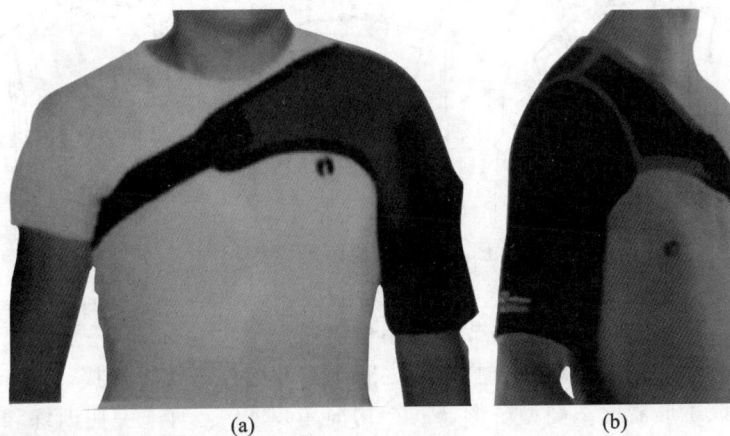

(a)　　　　　　　　　　　(b)

图 1-13 肩带

（2）生物力学原理：利用肩部压垫和上臂环带，限制肩外展和外旋。

（3）适应证：用于肩关节退行性病变和周围软组织损伤引起的急、慢性炎症，以及偏瘫所致肩关节半脱位的处理，肩关节损伤术后患者康复后期的运动防护，习惯性肩关节脱位及半脱位患者的制动及固定。

4. 肩锁关节脱位用矫形器

（1）组成、作用：由肘托板、肩带等组成，以使肩胛骨抬起（整个锁骨下降）（图 1-14）。

（2）生物力学原理：使肩带尽可能悬挂在外侧以限制肩关节外展。

（3）适应证：适用于肩锁关节脱位整复后的固定。

5. 霍曼型矫形器

（1）定义：一种常见的专门用于习惯性肩关节脱位患者的矫形器。它由胸廓带、肩峰前面压垫、肩峰后面压垫以及上臂环带连接而成（图 1-15）。

（2）生物力学原理：在肩关节做外展、外旋运动时，避免肩关节向前脱位。

（3）适应证：习惯性肩关节脱位。

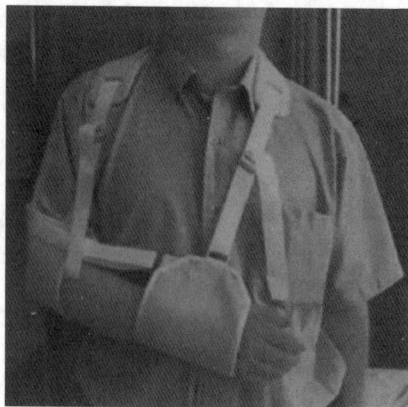

图 1-14 肩锁关节脱位用矫形器

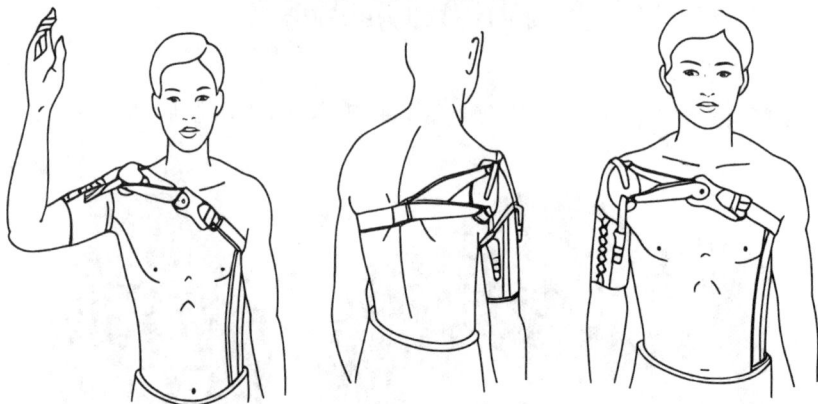

图 1-15 霍曼型矫形器

6.桑代克型矫形器

(1)定义:一种简单的习惯性肩关节脱位用矫形器。

(2)生物力学原理:在上臂环带与胸廓带之间用有伸缩性的拉带连接。

(3)适应证:该矫形器比霍曼型矫形器的结构简单,便于运动选手在训练和比赛中使用,也适合在术前作为辅助治疗工具。

7.锁骨骨折矫形器

(1)作用:采用弹性织物制作,可用于固定和稳定锁骨,确保肩部处于外展状态(图1-16)。

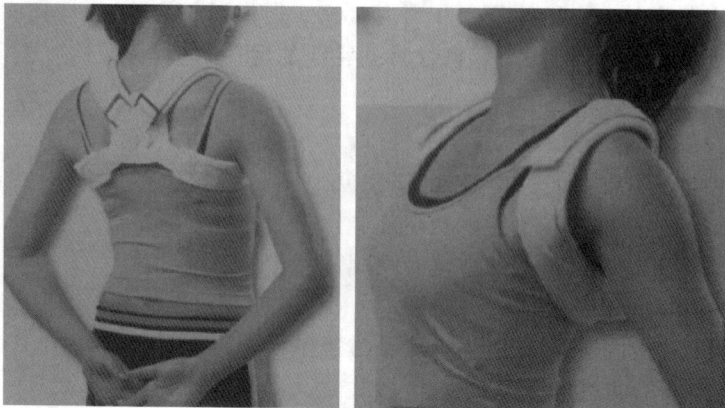

图 1-16 桑代克型矫形器

(2)生物力学原理:固定、保护上臂,在上臂环带与胸廓带之间用有伸缩性的拉带连接。

（3）适应证：锁骨骨折急性期的制动，保守治疗或术后的固定，姿势不良而需要矫正。

学习情境二　肘部骨折与脱位的辅助技术咨询

学习情境描述

患者，男，35岁，无其他基础疾病。主因摔伤致左肘部肿痛、活动受限8小时入院。

查体：左上肢肘功能位支具制动状态，打开见肘部肿胀明显，皮肤张力高。左肘部压痛、叩击痛阳性，可有骨擦感及异常活动。左肘关节活动受限，肩、腕及各指活动未见异常。桡动脉搏动可，末梢血运及感觉未见明显异常。

X线：左肱骨远端粉碎骨折（图2-1）。

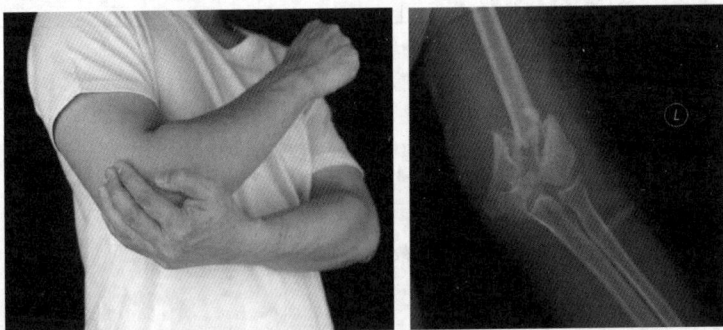

图2-1　肱骨远端骨折外观图及X线片

骨伤科医生诊断为肱骨远端骨折，行内固定术后建议该患者使用辅助技术。应患者家属要求，你已来到医院与患者及家属见面。你应如何开展康复辅助技术咨询？请为患者制订相关的康复辅助技术咨询方案。

学习目标

（1）了解常见肘部骨折、脱位等引起的运动功能障碍。

（2）通过学习肘部的解剖学及生物力学知识，熟悉不同功能障碍的临床表现、评定方法、肘部常用辅具类型及适应证等知识，制订有针对性的康复辅助方案，正确地完成其康复辅助技术的SOAP流程。

（3）在整个SOAP流程中，注重团队配合，关爱患者，运用人际沟通技巧与患者及家属进行良好的沟通，能够对患者及家属进行康复宣传与康复教育。

任务书

姓名：　　　　　　　　班级：　　　　　　　　学号：

任务分析	临床表现与特点	
	康复要点	
	辅助技术选择	
	注意事项	

续表

任务实施	S	主诉	
		症状	
		特殊问题	
		现病史	
		过去史	
	O	视诊	
		触诊	
		运动检查	
		神经检查	
	A	分析结果	
	P	康复辅助方案	

注意：完成工作任务后，康复辅助技术咨询师必须明确以下方面。

（1）症状的主要来源：如患者是否为解剖结构上的问题、意识行为问题等。

（2）造成症状的各种因素：如环境、行为、情感、躯体或生物力学因素。

（3）需要重复检查的内容：可以作为病情好转或恶化的标志性内容，并用 * 号加以标注。

（4）在体格检查（客观检查）中的注意事项和禁忌证。

（5）疾病的预后受很多因素影响，如损伤的范围和阶段，患者的期望、性格及生活方式等。

（6）如何更好地对患者及其病情进行管理并提供更有效的措施与建议？

👥 任务分组

班级		组号		指导教师		
组长		学号				
组员	姓名		学号	姓名		学号
任务分工						

🔍 获取信息

了解本学习情境需要掌握的内容（包括肘部的解剖学及生物力学知识），熟悉不同功能障碍的临床表现，并收集相关资料。

❓ 引导问题

1.请详细阐述桡骨头在肘关节中的具体功能，以及它在肘部骨折与脱位后如何影响关节的稳定性和运动功能。

2.阐述肘关节活动的生物力学原理（包括关节面的形状、肌肉和韧带的分布与功能等）及其如何影响肘部的稳定性和运动范围。

3.图 2-2 示意的韧带对肘关节有什么样的作用?

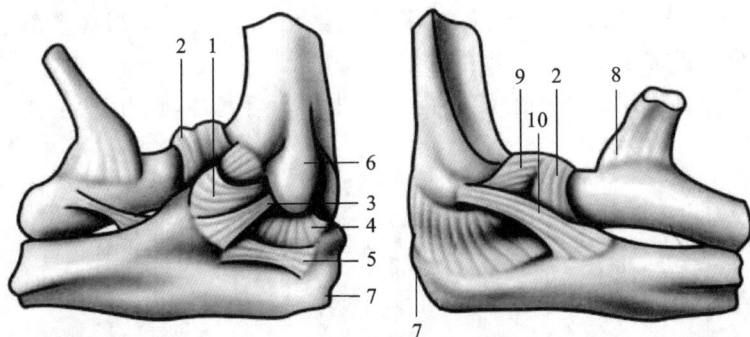

图 2-2 肘关节韧带

1—内侧副韧带前组;2—环状韧带;3—内侧副韧带中组;4—Bardinet 韧带;5—Cooper 韧带;
6—内上髁;7—鹰嘴;8—肱二头肌肌腱;9—环状韧带前部;10—环状韧带后部

小提示

1.桡骨头的功能

(1)桡骨头的形状与肘关节功能的关系。

①为便于轴向旋转,它大体呈圆柱形。

②为便于肘关节绕髁间轴做屈伸运动,桡骨头必须首先与球状的肱骨小头对合。因此,它的上表面呈杯形,就像是一个半球体的截面,其曲率半径与截取下来的肱骨小头的曲率半径相等。在旋前旋后过程中,无论肘关节的屈伸程度如何,桡骨头可以在肱骨髁上自由旋转。

肱骨小头有一个内侧边缘,形似截断的锥体,即髁-滑车沟。为了在屈伸运动时与尺骨相对合,桡骨头的内侧面上需要移除一个楔形块(从桡骨头上沿着一个与锥体柱面相切的平面切削一个楔形块)。

当桡骨头围绕髁间轴旋转时,它不仅可以在肱骨小头和小头-滑车沟内滑动,旋前旋后时还可以在垂直轴上旋转。

(2)桡骨头在极限位与关节之间的关系。

①在完全伸展位:只有桡骨头关节面的前半部分与肱骨小头接触;实际上肱骨小头的关节软骨伸展至肱骨下端而没有伸展到后方。

②在完全屈曲位:桡骨头边缘超过肱骨小头而进入桡窝,桡窝比冠状窝浅许多。

2.肘部的生物力学 肘关节是一个复合关节,由肱骨下端与尺骨组成的肱尺关节、肱骨下端与桡骨组成的肱桡关节、桡骨与尺骨组成的桡尺关节这三组关节组成。它们被包在一个关节囊内,属于蜗状关节。关节囊的纤维层在前、后方较薄弱,而在两侧则有较为坚韧的韧带提供额外的支撑。

(1)肘关节结构的稳定性和运动幅度。

①肘关节的稳定性:肘关节的稳定性主要靠肱骨远端、桡骨小头、尺骨近段、尺骨冠状突和肘关节的韧带结构维持。临床经验显示,至少保留 50% 的冠状突才能够使肘关节保持功能稳定。肘关节的韧带结构主要有尺侧副韧带、桡侧副韧带、桡骨环状韧带。其中,侧副韧带为两侧肘关节提供了 50% 的稳定性(抵抗内翻和外翻),而另外 50% 的稳定性则由关节面承担。肘关节外侧的稳定主要依赖于完整的尺侧副韧带,同时,桡骨小头也是预防肘外翻的第二重要稳定结构。

②肘关节主要进行屈伸运动,其屈曲幅度可达 140°,伸展时可达 150°～160°,桡尺部在垂直轴上做旋前、旋后运动,幅度为 10°～15°,女性可达 25°左右。由于肱骨滑车关节轴斜向下内,在屈前臂时前臂与上臂中轴之间产生一个角,称为提携角(5°～15°)。当提携角超过正常范围时称肘外翻畸形,小于正常范围时称肘内翻畸形。

(2)肘关节受力分析如图 2-3 所示,当前臂屈曲某一角度时,肌力 F(主要为肱二头肌及肱肌)可以分解为两个分力。

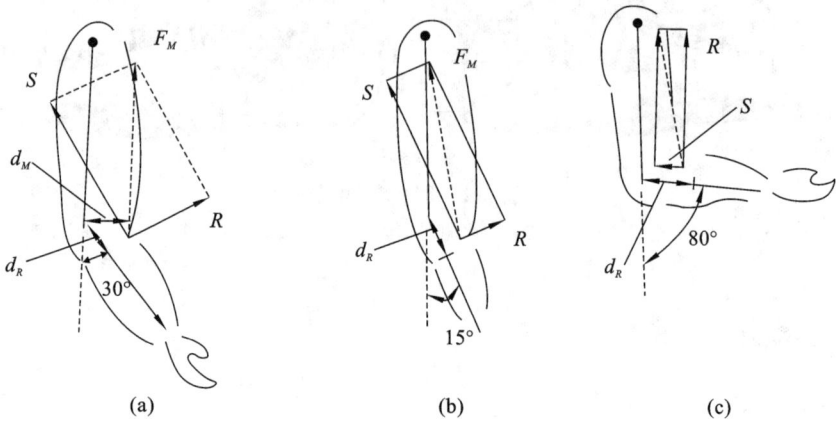

图 2-3　肘关节受力分析图
F_M,肱二头肌及肱肌肌力;S,稳定力;R,旋转力;d_M,肱肌肌力产生的移动距离

①稳定力 S:沿前臂方向压紧肘关节,起稳定作用。

②旋转力 R:垂直于前臂轴线,引起前臂屈伸、旋转。设肌力的作用点与肘关节的转动中心距离为 d(常数)。从图中可以看出,旋转力 R 随臂屈曲角度的变化而变化,在肘关节屈曲接近 90°时,R 最大。R 与屈曲角度成非线性关系。当肘关节屈曲接近 90°时,R 增大较快。

🕐 工作计划

(1)小组进行分工,完成下表内容。

步骤	工作内容	负责人
S		
O		
A		
P		

(2)制订耗材、评估工具清单。

序号	名称	型号与规格	单位	数量	备注

(3)按照 SOAP 流程制订桡骨小头半脱位患者的康复辅助技术咨询方案,初步填写任务书。

💡 进行决策

小组内讨论每个同学的康复辅助技术咨询方案,分析优劣,综合每位同学的意见,确定小组的最终康复辅助技术咨询方案。教师结合各小组完成情况进行点评,修正最终方案。

👷 工作实施

(1)按照本组制订的计划(最终方案)对标准化患者实施康复辅助技术咨询。
(2)康复辅助技术咨询一般步骤。

任务步骤		任务程序	注意事项
S	主诉	问清现存症状的形式、范围、深度、性质、程度、异常感觉及症状间关系	①有效倾听; ②善于引导患者谈话; ③多采用开放式谈话,少用闭合式谈话; ④减少专业术语的使用; ⑤注意沟通的完整性,重视患者反馈的信息; ⑥处理好谈话中的沉默; ⑦善于使用积极的言语,避免使用伤害性言语
	症状	问清加重因素、缓解因素	
	特殊问题	了解全身健康状况	
	现病史	记录现有症状开始和改变的时间	
	过去史	记录先前相关病史信息	
O	视诊	检查患肢的外观、肿胀情况,皮肤颜色、温度,感觉及运动功能。特别注意骨折部位的稳定性,有无畸形及异常活动等	①测量时充分暴露被测量关节,先确定骨性标志,再放置量角器; ②如关节活动受限,先测量关节的主动活动度,后测量被动活动度,分别记录; ③评估受力时,进行左右侧对比(健患侧对比),且最好先检查健侧以确定施加阻力的大小; ④检查中应给予适当鼓励性的指令,以便提高受检者的主观能动性
	触诊	触按找寻压痛点	
	运动检查	评估患肢的关节活动范围(ROM)、肌力、协调性等	
	神经检查	深反射、浅反射检查	
A	分析结果	根据各项主观检查、客观检查结果,根据运动解剖学、生物力学知识进行综合分析与总结,得出功能障碍分析结果	—
P	制订计划	根据明确的分析结果,为患者有针对性地制订康复辅助计划	根据不同评估结果选择合适的辅具。 ①骨折初期,患者可能需要使用固定性支具,减轻疼痛,防止骨折部位进一步移位; ②进行关节活动训练时选择可调节支具; ③注意矫形器是否会对肘关节造成压伤

👍 评价反馈

学生进行自评,评价自己能否完成肘部骨折与脱位的辅助技术咨询的学习,能否按时完成整个 SOAP 流程和填写任务书,有无任务遗漏。教师对学生进行评价的内容:报告书写是否工整、规范,报告内容数据是否出自实训、真实合理,阐述是否详细,认识体会是否深刻,结果分析是否合理，是否达到了实训的目的。

（1）学生进行自评，并将结果填入下面学生自评表中。

班级： 姓名： 学号：

学习情境：

评价项目	评价标准	分值	得分
主观评估	通过谈话问清现存症状，获得有效信息	10	
客观检查	准确、合理、规范地完成所需评估项目	10	
结果评定	准确分析功能障碍结果及形成因素	15	
辅助计划	提供准确、有效的辅助计划和康复建议	15	
工作态度	态度端正，无无故缺勤、迟到、早退现象	10	
工作质量	能按计划完成工作任务	10	
协调能力	与小组成员、其他同学之间能合作交流，协调工作	10	
职业素质	关爱残疾人，有爱心、耐心、细心、责任心	10	
创新意识	运用SOAP流程拓展工作	10	
合计		100	

（2）学生以小组为单位，对学习的过程与结果进行互评，将互评结果填入下面学生互评表中。

学习情境									评价对象（组别）					
评价项目	分值		等级						1	2	3	4	5	6
职业素养	15	优	13~15	良	10~12	中	7~9	差	0~6					
工作效率	10	优	9~10	良	7~8	中	5~6	差	0~4					
计划合理	15	优	13~15	良	10~12	中	7~9	差	0~6					
方案准确	15	优	13~15	良	10~12	中	7~9	差	0~6					
团队合作	10	优	9~10	良	7~8	中	5~6	差	0~4					
组织有序	10	优	9~10	良	7~8	中	5~6	差	0~4					
操作规范	10	优	9~10	良	7~8	中	5~6	差	0~4					
成果展示	15	优	13~15	良	10~12	中	7~9	差	0~6					
合计	100													

（3）教师对学生工作过程与工作结果进行评价，并将评价结果填入下面教师综合评价表中。

学习情境			分值	得分
评价项目		评价标准		
工作过程 （50%）	S(10)	有效倾听	3	
		谈话技巧合理；能较好处理谈话中的沉默	4	
		注意沟通的完整性，重视患者反馈的信息	3	
	O(10)	评估内容合理、安全、有效	4	
		操作位置准确	2	
		评估顺序标准	2	
		评估中使用恰当指令，以提高患者的主观能动性	2	

续表

评价项目		评价标准	分值	得分
工作过程 （50%）	A（10）	基础知识运用合理	2	
		准确分析功能障碍的影响因素	4	
		评定结果准确	4	
	P（20）	提供准确、有效的辅助计划	10	
		开展有针对性的康复教育	5	
		针对患者的期望给予回复	5	
职业素养 （20%）	思政目标	关爱残疾人，有爱心、耐心、细心、责任心	5	
	工作习惯	具有安全意识、责任意识、服务意识	5	
	工作态度	积极参加教学活动，按时完成评价表，遵守考勤制度	5	
	团队精神	具有团队合作能力和与团队成员有效交流的能力	5	
项目成果 （30%）	工作完整	能按时完成任务	5	
	工作规范	能按规范要求开展 SOAP	10	
	辅具报告	能针对情境设计辅助计划	10	
	成果展示	能准确表达并汇报工作成果	5	
合计			100	

（4）综合评价表如下。

自评（20%）	小组互评（30%）	教师评价（50%）	综合得分

学习情境的相关知识点

肘关节功能解剖

肘关节功能解剖见图 2-4 至图 2-9。

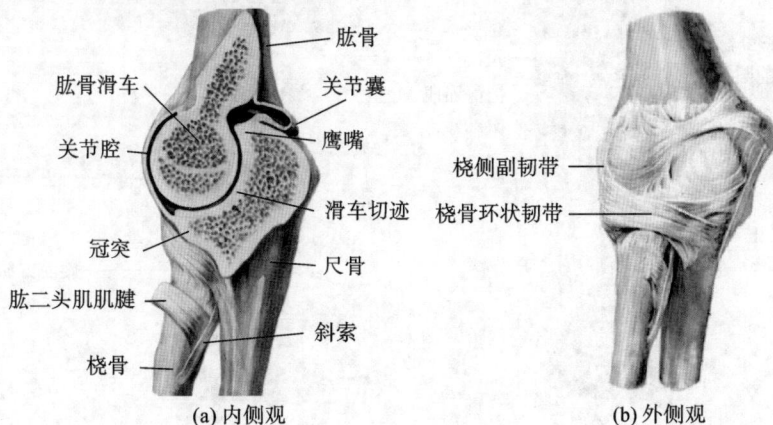

(a) 内侧观   (b) 外侧观

图 2-4 肘关节

桡骨环状韧带
斜索
血管裂孔
前臂的旋转轴
前臂骨间膜

图 2-5　前臂骨间连结

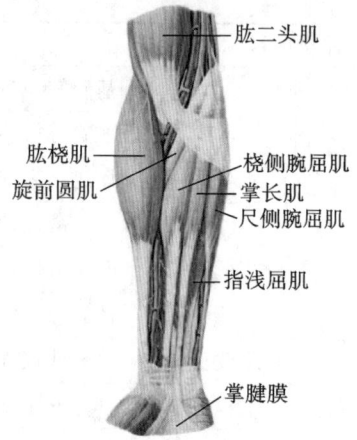

肱二头肌
肱桡肌
旋前圆肌
桡侧腕屈肌
掌长肌
尺侧腕屈肌
指浅屈肌
掌腱膜

图 2-6　前臂肌前群

小圆肌
大圆肌
三角肌
肱三头肌外侧头
肱三头肌长头
肱三头肌内侧头

图 2-7　上肢肌后群

肱桡肌
桡动脉
旋前圆肌
拇长屈肌
正中神经
尺动脉
指深屈肌
旋前方肌

(a) 深层　　　　　　　　(b) 浅层

图 2-8　前臂肌前群

图 2-9　前臂肌后群深层

🔍 肘部常用评定

见王玉龙、周菊芝主编的《康复评定技术》。

🔍 肘部常用辅具

1. 固定式肘矫形器　又称为静态肘矫形器。固定式肘矫形器由热塑板材制作而成,通过环带固定于前臂和上臂(图 2-10)。合并关节、手指功能障碍患者,可使用肘腕矫形器或肘腕手矫形器。

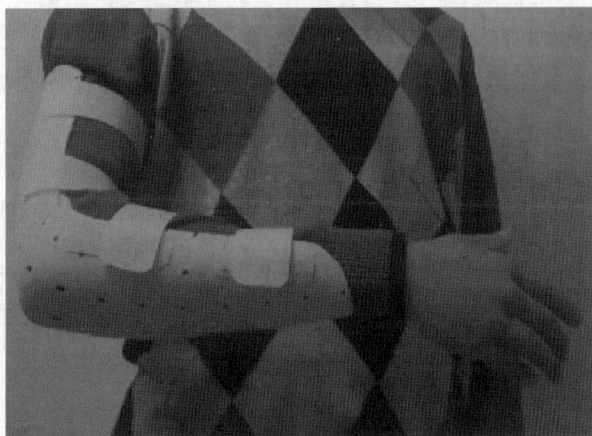

图 2-10　固定式肘矫形器

(1)生物力学原理:一般将肘关节固定于屈曲 90°的功能位。

(2)适应证:适用于肘关节手术后的固定、保护和功能位的保持。

2.活动式肘矫形器 一类带肘关节铰链的肘矫形器(图 2-11),由上臂支条、前臂支条和肘关节铰链组成。

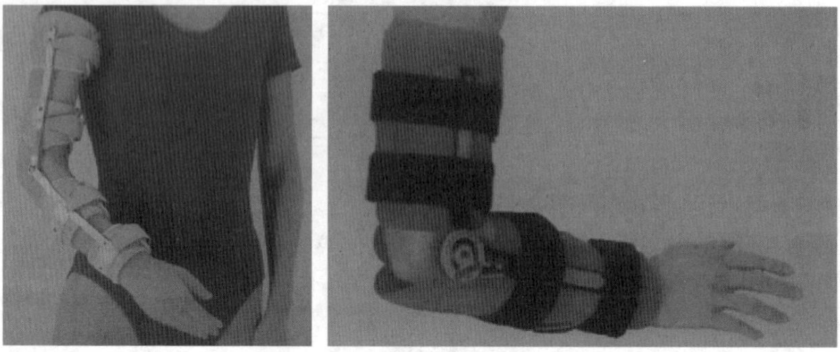

(a)　　　　　　　　　　　　(b)

图 2-11　活动式肘矫形器

常见的肘关节铰链如下。

①自由的肘关节铰链:肘关节能自由地屈伸,提供内外侧的稳定性。②棘轮式肘关节铰链:可在各种屈曲角度锁定,全屈时开锁,提供内外侧的稳定性。③带锁肘关节铰链:可在各种屈曲角度锁定肘关节,拉一下控制索就锁定关节,再拉一下控制索就松开关节,保证内外侧的稳定性。④助屈肘关节铰链:装有一个帮助前臂屈曲的弹簧。⑤罗盘式锁定肘关节铰链:可以在不同屈曲角度锁定,用以减少屈曲挛缩。

(1)生物力学原理:利用上臂到前臂的两根支条、环带和肘关节铰链对肘关节进行固定和保护,并允许肘关节在一定范围内活动。

通常采用单轴肘关节铰链。肘关节铰链轴在肱骨内外髁的连线上。为了矫正畸形(屈曲挛缩、伸展挛缩),常采用在挛缩方向限制运动而在挛缩反方向可运动的定位罗盘锁定式肘链。需要较大的肘关节活动范围(特别是最大屈曲角)时,可采用双轴铰链代替单轴铰链。

有时也采用上肢假肢的能动(牵引式)肘关节铰链或带锁定机构的专用肘关节铰链。

气压肘链由五个连杆和空压气缸组成,是目前较先进的肘链之一。它利用空气压力辅助肘关节屈曲,用于功能性肘矫形器(functional elbow orthosis)。患者只要稍微用力,便能使肘关节屈曲,而且气压肘链重量轻、外观好。

(2)适应证:适用于关节挛缩、肌力低下及肘关节不稳定等患者。

学习情境三　腕部和手骨折的辅助技术咨询

📝 **学习情境描述**

扫码看课件

患者,男,79 岁,1 天前不慎摔倒,致腕部肿胀、疼痛,查体见侧面呈"银叉"畸形,正面呈"枪刺"畸形,直尺试验阳性,腕关节活动受限,X 线片见图 3-1。

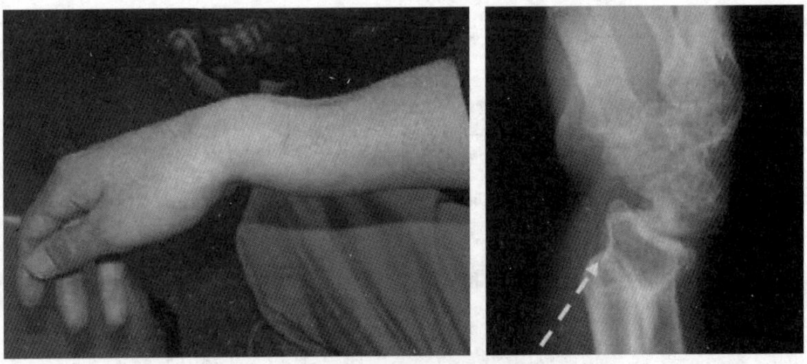

图 3-1　Colles 骨折外观图及 X 线片

骨伤科医生诊断为 Colles 骨折,建议保守治疗后使用辅助技术。应患者家属要求,你已来到医院与患者及家属见面。你应如何开展康复辅助技术咨询? 请为患者制订相关的康复辅助技术咨询方案。

学习目标

(1)了解常见腕部和手骨折引起的运动功能障碍。通过学习腕部和手的解剖学及生物力学知识,熟悉不同功能障碍的临床表现、评定方法、腕部和手常用辅具类型及适应证等知识,制订有针对性的康复辅助方案,正确地完成其康复辅助技术的 SOAP 流程。

(2)熟悉骨折的不同愈合分期特点,并依据这些特点为不同愈合分期骨折患者制订有针对性的康复辅助方案。

(3)在整个 SOAP 流程中,注重团队配合,关爱患者,运用人际沟通技巧与患者及家属进行良好的沟通,能够对患者及家属进行康复宣传与康复教育。

任务书

姓名:　　　　　　　　班级:　　　　　　　　　　　学号:

任务分析	临床表现与特点		
	康复要点		
	辅助技术选择		
	注意事项		
任务实施	S	主诉	
		症状	
		特殊问题	
		现病史	
		过去史	
	O	视诊	
		触诊	
		运动检查	
		神经检查	

续表

任务实施	A	分析结果	
	P	康复辅助方案	

注意:完成工作任务后,康复辅助技术咨询师必须明确以下方面。

(1)症状的主要来源:如患者是否为解剖结构上的问题、意识行为问题等。

(2)造成症状的各种因素:如环境、行为、情感、躯体或生物力学因素。

(3)需要重复检查的内容:可以作为病情好转或恶化的标志性内容,并用 * 号加以标注。

(4)在体格检查(客观检查)中的注意事项和禁忌证。

(5)疾病的预后受很多因素影响,如损伤的范围和阶段,患者的期望、性格及生活方式等。

(6)如何更好地对患者及其病情进行管理并提供更有效的措施与建议?

👥 任务分组

班级		组号		指导教师	
组长		学号			
组员	姓名	学号		姓名	学号
任务分工					

🔍 获取信息

了解本学习情境需要掌握的内容(包括腕部的解剖学及生物力学知识),熟悉不同功能障碍的临床表现,并收集相关资料。

❓ 引导问题

1.请解释为什么前臂有 2 块骨,以及这种结构对腕部的稳定性和运动功能有何影响。

2.在腕部骨折或损伤后的康复辅助技术咨询中,如何根据前臂骨的结构特点制订个性化的康复计划和选择适当的辅助器具?

3.请详细阐述 Henke 机制,以及该机制在手的运动功能中的作用。

4.如何理解和应用手的休息位和功能位概念,以确保患者在康复过程中能够正确、有效地使用手,同时预防二次损伤?

◈ 小提示

1.为什么前臂有 2 块骨?

所有的陆地脊椎动物的前臂和小腿都有 2 块骨。试想:一个只有 1 块骨(单个桡骨)的前臂生物力学模型,如何完成正常前臂的所有动作? 为了抓住物体,肩部复合体必须有 7 个自由度。肩关节需要 3 个自由度,使上肢在三维空间中自由移动;肘关节需要 1 个自由度,使手离开或趋向肩关节;腕关节需要 3 个自由度来调整手的动作。比较合乎逻辑的方法是在单个桡骨的远端安放一个类似于肩关节的球窝关节。

关节的构成有两种情况,第一种是关节的球面部分位于远端,即形成腕关节的一部分,第二种是关节的球面部分位于单个桡骨远端的近段。球窝关节位于单个桡骨远端有很明显的缺点。在一个非常狭窄的关节间隙内,进行 2 个关节面的旋转活动,包括肌腱在内的所有横跨关节的结构都会产生剪切力。图 3-2(a)显示任何远端关节面的旋转都会导致这些桥接结构的距离缩短(r)。图 3-2(b)显示朝 2 个方向(图 3-2(c)和(d))的旋转都使肌腱沿一条较长的路径走行,这样会造成与肌肉假性收缩有关的肌腱相对缩短,这种状况很难被代偿,特别是当手从伸直位进行侧偏时(图 3-2)。血管也面临类似的生物力学问题,根据透视图很容易理解这点。动脉也发生相对缩短并伴有扭曲,但因为它们在静息状态时具有螺旋前进的特性,所以相对肌腱而言,容易被代偿。如果用 2 块骨来解决这个问题,那么在桡骨旋后过程中,桡动脉被拉伸至超过它的全长。

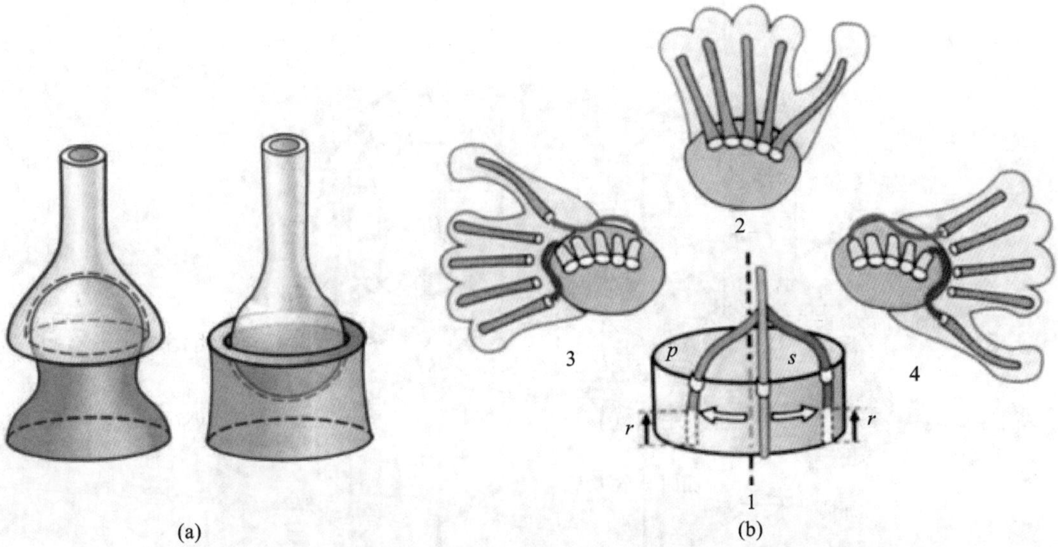

图 3-2 腕关节
1—腕关节透视图;2—断面图;3—左旋转图;4—右旋转图
r,远端关节面与桥接结构距离;p,尺骨远端关节面;s,桡骨远端关节面

2 块骨的解决办法使前臂和腕部的结构变得更加复杂,因为它带来了 2 个额外的关节,即上、下桡尺关节(图 3-3),但它解决了一些问题,特别是血管,不再因为距离缩短而扭曲,神经也是一样。更重要的是,它解决了肌肉的问题,使强有力的肌肉放在前臂作为手的外在肌,而手的内在肌力量弱、体积小,变成稳定肌。大部分附着在桡骨上的肌肉随桡骨一起旋转,而且在腕关节旋转时这些肌肉的长度发生改变,而不会对手指产生"寄生"效应。少部分附着在尺骨上的屈曲肌也沿其全长方向进行旋转,对手指没有任何"寄生"效应。

2. Henke 机制 德国解剖学家 Henke 提出了一个关于腕关节运动的理论,这个理论被近年的研究证实。我们必须认识到,在生物力学中,没有一根轴是完全包含在单一参考平面中的,并且没有一根轴是稳定不变的。总之,所有的轴都是运动的(图 3-4)。

图 3-3　上桡尺关节的解剖结构

1—桡骨头;2—上关节凹;3—桡骨头关节面边缘;4—方形韧带;5—环状韧带;
6—桡切迹;7—钝嵴;8—滑车切迹;9—肱二头肌肌腱

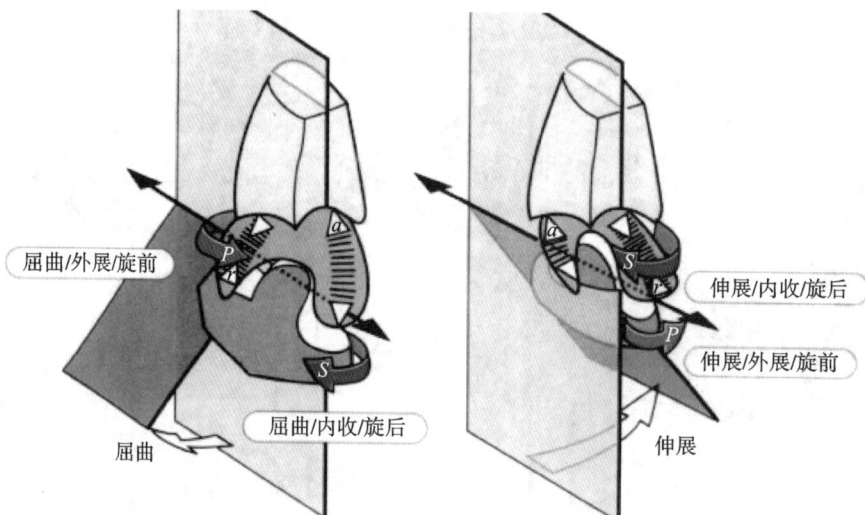

图 3-4　腕关节运动的 Henke 机制

S,旋后;P,旋前;a,外展;r,内收

Henke 定义了腕关节的如下两根倾斜轴。

近侧轴:属于桡腕关节,呈前后和内外方向倾斜。

远侧轴:属于腕中关节,呈后内和内外侧方向倾斜。

这就解释了为什么屈曲和伸展活动中会伴随着其他运动(如在轴向旋转运动中的旋前和旋后),这些伴随运动通过以下方式来相互抵消。

在屈曲运动中,近侧列旋前,可以产生屈曲、外展和旋前的联合运动;远侧列旋后则产生了屈曲、内收和旋后的联合运动。屈曲部分是累加的,而内收-外展和旋前-旋后相互抵消。

在伸展运动中,近侧列旋后,产生了伸展、内收和旋后的联合运动;远侧列旋前,则产生了伸展、外展和旋前的联合运动。伸展部分是累加的,而内收-外展和旋前-旋后相互抵消。

3.手的休息位和功能位

(1)手的休息位:在正常情况下,不用任何力量时,手的内在肌和外在肌的肌张力处于相对平衡状态。手的这种自然位置称手的休息位。

腕关节微背伸 10°~15°,并有轻度尺偏;手指的掌指关节及指间关节呈半屈曲状态,从示指到小指,越向尺侧屈曲越多;各指尖端指向舟骨结节;拇指轻度外展,指腹接近示指远端指间关节的桡侧。

手休息位对烧伤患者和肌腱损伤患者的康复尤其重要。

(2)手的功能位:腕关节背伸 10°~30°;拇指处于对掌位,拇指掌指关节及指间关节微屈;其他手指略微分开,掌指关节和近侧指间关节半屈曲,远侧指间关节微屈曲(图 3-5)。手在这个位置上能够很快地做出不同的动作,如张开、握拳或捏物等,便于更好地发挥功能。

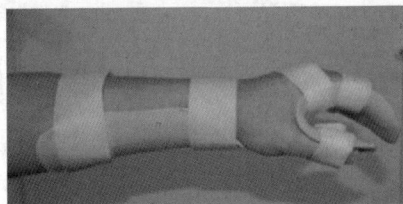

图 3-5 手的功能位

🕐 工作计划

(1)小组进行分工,完成下表内容。

步骤	工作内容	负责人
S		
O		
A		
P		

(2)制订耗材、评估工具清单。

序号	名称	型号与规格	单位	数量	备注

(3)按照 SOAP 流程制订 Colles 骨折患者的康复辅助技术咨询方案,初步填写任务书。

💡 进行决策

小组内讨论每个同学的康复辅助技术咨询方案,分析优劣,综合每位同学的意见,确定小组的最终康复辅助技术咨询方案。教师结合各小组完成情况进行点评,修正最终方案。

工作实施

（1）按照本组制订的计划（最终方案）对标准化患者实施康复辅助技术咨询。

（2）康复辅助技术咨询一般步骤。

任务步骤		任务程序	注意事项
S	主诉	问清现存症状的形式、范围、深度、性质、程度、异常感觉及症状间关系	①有效倾听； ②善于引导患者谈话； ③多采用开放式谈话，少用闭合式谈话； ④减少专业术语的使用； ⑤注意沟通的完整性，重视患者反馈的信息； ⑥处理好谈话中的沉默； ⑦善于使用积极的言语，避免使用伤害性言语
	症状表现	问清加重因素、缓解因素	
	特殊问题	了解全身健康状况	
	现病史	记录现有症状开始和改变的时间	
	过去史	记录先前相关病史信息	
O	视诊	检查患者的患肢，包括肿胀程度、皮肤颜色、温度、感觉及运动功能等	①测量时充分暴露被测量关节，先确定骨性标志，再放置量角器； ②如关节活动受限，先测量关节的主动活动度，后测量被动活动度，分别记录； ③评估受力时，进行左右侧对比（健患侧对比），且最好先检查健侧以确定施加阻力的大小； ④检查中应给予适当鼓励性的指令，以便提高受检者的主观能动性
	触诊	触按找寻压痛点	
	运动检查	使用量表或仪器评估患者腕关节的关节活动度（ROM）、肌力、疼痛程度等客观指标	
	神经检查	深反射、浅反射检查	
A	分析结果	根据各项主观检查、客观检查结果和运动解剖学、生物力学知识进行综合分析与总结，得出功能障碍分析结果	—
P	制订计划	根据明确的分析结果，为患者有针对性地制订康复辅助计划	①早期采用支具或石膏固定等措施； ②如开始进行关节活动度训练或力量训练，可选用弹力带等辅助训练器； ③注意矫形器是否会对腕部造成压伤

评价反馈

学生进行自评，评价自己能否完成腕部和手骨折的辅助技术咨询的学习，能否按时完成整个 SOAP 流程和填写任务书，有无任务遗漏。教师对学生进行评价的内容：报告书写是否工整、规范，报告内容数据是否出自实训、真实合理，阐述是否详细，认识体会是否深刻，结果分析是否合理，是否达到了实训的目的。

（1）学生进行自评，并将结果填入下面学生自评表中。

班级：　　　　　　　姓名：　　　　　　　学号：

学习情境：

评价项目	评价标准	分值	得分
主观评估	通过谈话问清现存症状，获得有效信息	10	
客观检查	准确、合理、规范完成所需评估项目	10	
结果评定	准确分析功能障碍结果及形成因素	15	
辅助计划	提供准确、有效的辅助计划和康复建议	15	
工作态度	态度端正，无无故缺勤、迟到、早退现象	10	
工作质量	能按计划完成工作任务	10	
协调能力	与小组成员、其他同学之间能合作交流，协调工作	10	
职业素质	关爱残疾人，有爱心、耐心、细心、责任心	10	
创新意识	运用 SOAP 流程拓展工作	10	
合计		100	

（2）学生以小组为单位，对学习的过程与结果进行互评，将互评结果填入下面学生互评表中。

学习情境									评价对象（组别）					
评价项目	分值	等级							1	2	3	4	5	6
职业素养	15	优	13～15	良	10～12	中	7～9	差	0～6					
工作效率	10	优	9～10	良	7～8	中	5～6	差	0～4					
计划合理	15	优	13～15	良	10～12	中	7～9	差	0～6					
方案准确	15	优	13～15	良	10～12	中	7～9	差	0～6					
团队合作	10	优	9～10	良	7～8	中	5～6	差	0～4					
组织有序	10	优	9～10	良	7～8	中	5～6	差	0～4					
操作规范	10	优	9～10	良	7～8	中	5～6	差	0～4					
成果展示	15	优	13～15	良	10～12	中	7～9	差	0～6					
合计	100													

（3）教师对学生工作过程与工作结果进行评价，并将评价结果填入下面教师综合评价表中。

学习情境				
评价项目		评价标准	分值	得分
工作过程（50%）	S(10)	有效倾听	3	
		谈话技巧合理；能较好处理谈话中的沉默	4	
		注意沟通的完整性，重视患者反馈的信息	3	
	O(10)	评估内容合理、安全、有效	4	
		操作位置准确	2	
		评估顺序标准	2	
		评估中使用恰当指令，以提高患者的主观能动性	2	

续表

评价项目		评价标准	分值	得分
工作过程 （50%）	A（10）	基础知识运用合理	2	
		准确分析功能障碍的影响因素	4	
		评定结果准确	4	
	P（20）	提供准确、有效的辅助计划	10	
		开展有针对性的康复教育	5	
		针对患者的期望给予回复	5	
职业素养 （20%）	思政目标	关爱残疾人，有爱心、耐心、细心、责任心	5	
	工作习惯	具有安全意识、责任意识、服务意识	5	
	工作态度	积极参加教学活动，按时完成评价表，遵守考勤制度	5	
	团队精神	具有团队合作能力和与团队成员有效交流的能力	5	
项目成果 （30%）	工作完整	能按时完成任务	5	
	工作规范	能按规范要求开展 SOAP	10	
	辅具报告	能针对情境设计辅助计划	10	
	成果展示	能准确表达并汇报工作成果	5	
合计			100	

（4）综合评价表如下。

自评（20%）	小组互评（30%）	教师评价（50%）	综合得分

学习情境的相关知识点

腕部功能解剖

腕部功能解剖见图 3-6 至图 3-9。

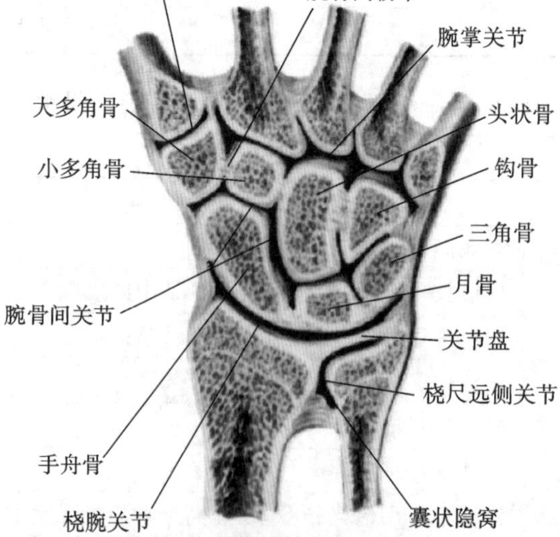

图 3-6　腕关节冠状面

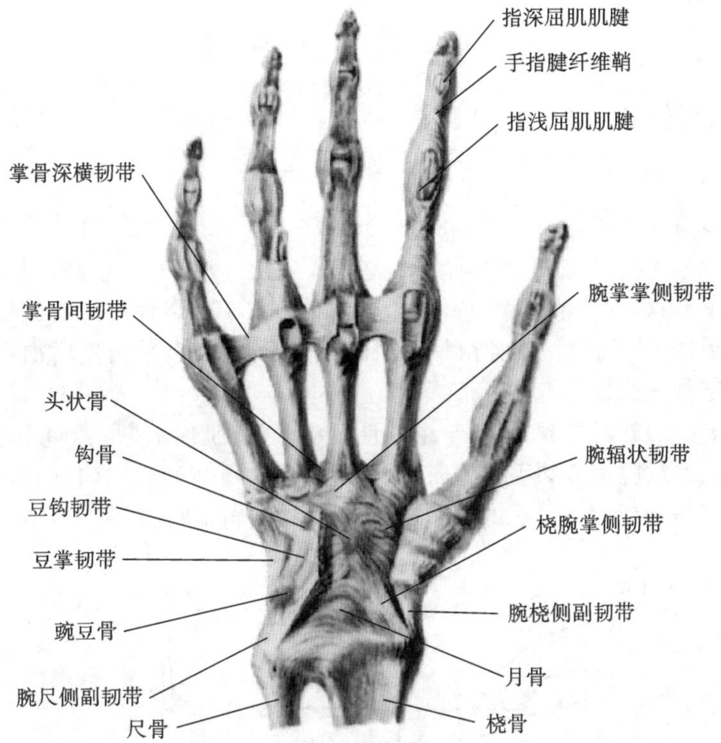

指深屈肌肌腱
手指腱纤维鞘
指浅屈肌肌腱

掌骨深横韧带

掌骨间韧带

腕掌掌侧韧带

头状骨
钩骨
豆钩韧带
豆掌韧带

腕辐状韧带

桡腕掌侧韧带

豌豆骨

腕桡侧副韧带

腕尺侧副韧带

月骨

尺骨

桡骨

图 3-7　手关节

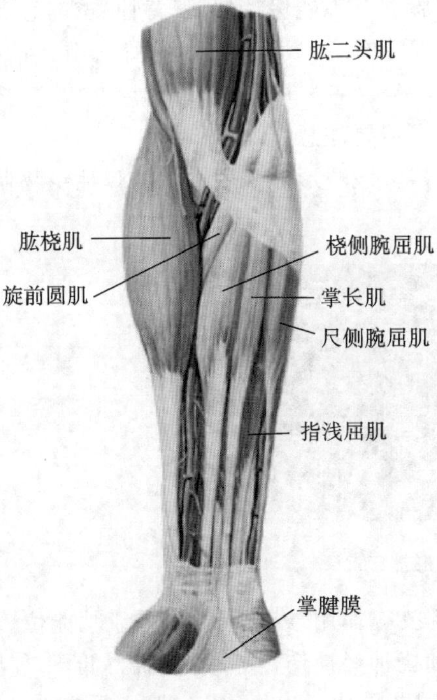

肱二头肌

桡侧腕长伸肌

肘肌

桡侧腕短伸肌

肱桡肌
旋前圆肌

桡侧腕屈肌
掌长肌
尺侧腕屈肌

指浅屈肌

尺侧腕屈肌
尺侧腕伸肌

指伸肌
小指伸肌
拇长展肌
拇短伸肌

掌腱膜

图 3-8　前臂前肌群

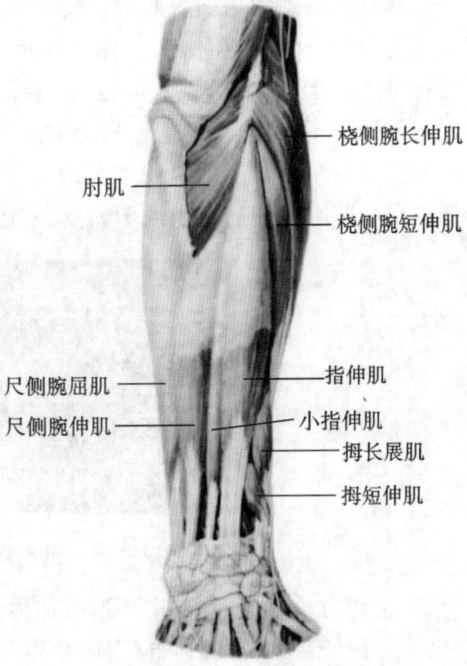

图 3-9　前臂后肌群

31

🔍 **腕部常用评定**

见王玉龙、周菊芝主编的《康复评定技术》。

🔍 **腕部常用辅具**

1. 静态矫形器

1)腕背伸矫形器

(1)分类。

①前翘式矫形器:将腕关节伸展(背伸)角度设定为约 40°,以使伸肌肌腱松弛、屈肌肌腱紧张。桡骨远端骨折(Colles 骨折)患者指伸肌肌腱粘连时,要使背伸角度增加到 45°。将椭圆形掌压垫设在第 2 掌骨中央处。

②卡普兰(Kaplan)式矫形器:适用于中枢性瘫痪、严重肌痉挛患者。考虑到前翘式矫形器会刺激前臂屈肌而加重腕关节和手指的屈曲,该矫形器支撑前伸肌侧(背侧),使屈肌很少受刺激(图 3-10)。为了增加对前臂伸肌的刺激,可在内侧贴上粗棉布。

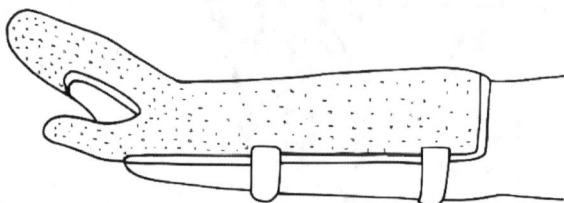

图 3-10　腕背伸矫形器

(2)生物力学原理:使腕关节固定在合适的伸展位。

(3)适应证:适用于伸腕肌群瘫痪或肌力低下而致腕关节不能保持伸展(背伸)位的患者,如臂丛神经损伤、桡神经损伤等患者。有时也用于屈肌肌腱断裂术后和 Colles 骨折造成的指伸肌肌腱粘连患者。

如果适配不良,使用中矫形器会向末端滑移,因此一定要注意。

2)腕背屈矫形器　使腕关节保持轻度背屈的矫形器。该矫形器采用柔软的弹性织物制作,内侧夹层中装有可塑的金属或塑料支条(图 3-11)。

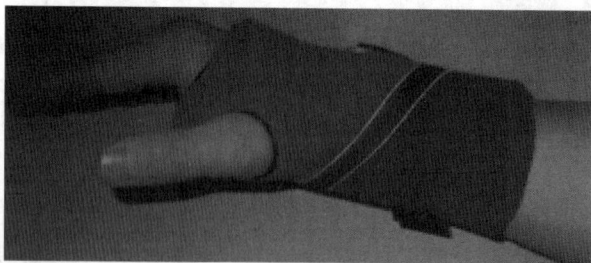

图 3-11　腕背屈矫形器

(1)生物力学原理:腕部用环形带加强,对腕关节起支撑作用,或使腕关节处于功能位。

(2)适应证:用于伸腕肌群瘫痪(由臂丛神经损伤和桡神经损伤等导致)或肌力低下,使腕关节不能保持伸展(背伸)位的情况;有时也用于屈肌肌腱断裂术后和 Colles 骨折造成的指伸肌肌粘连;还可用于腕关节周围肌腱组织损伤、腕关节轻度扭伤、脱臼等。

3)背侧保持式腕矫形器 又称为邦内尔型腕矫形器,是腕关节掌屈、背伸时都可调节的矫形器。

(1)生物力学原理:在前臂及手的背侧中央有一支杆和三块平整的金属板,用皮带等将该矫形器固定在手与前臂部。若将末端的固定带取下来,手便能屈曲,而背伸只允许达到一定的角度。

(2)适应证:用于屈肌损伤、末梢神经缝合术后,有时也用于脑卒中等引起的痉挛手。

4)固定型腕手矫形器 用热塑板材和固定带等制成,可根据病情需要采取掌固定、腕固定和腕手指固定等多种形式,让腕关节处于功能位、休息位等不同姿势(图3-12)。

(a)　　　　　　　(b)　　　　　　　(c)

图3-12 固定型腕手矫形器

(1)生物力学原理:辅助腕关节、手指的伸展。同时,腕关节和手指可以屈曲。

(2)适应证:主要用于腕部、手骨折和术后固定。

5)静态对掌矫形器 为了保持拇指与其他四指,尤其是示指、中指的对掌位而使用的矫形器。腕关节能够控制时,采用短对掌矫形器。腕关节不能控制时要采用长对掌矫形器(有C形片型、兰乔型、贝尼特型、恩根型等)。兰乔型长对掌矫形器由对掌挡片、掌弓支条、前臂支条加固定带组成,使拇指保持在对掌位,腕关节保持在背屈位(图3-13)。

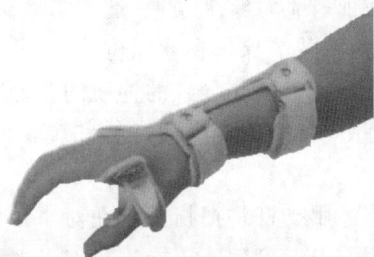

图3-13 静态对掌矫形器

(1)生物力学原理:在腕关节失去控制时,使腕关节固定,保持拇指与其他四指处于对掌位。

(2)适应证:用于C7神经损伤、臂丛神经损伤和正中神经损伤。

2.动态矫形器

1)托马斯型悬吊矫形器 由英国威尔士矫形外科医师托马斯于1944年开发的矫形器,采用安装在前臂背侧面的弹簧片和橡皮筋的弹力,辅助掌指关节的伸展运动,并且使腕关节保持在背屈状态。它利用从带衬垫的前臂背侧板(5 cm×10 cm)引向背侧的钢琴丝和橡皮筋的弹性,辅助掌指关节与拇指的伸展运动。

(1)生物力学原理:利用钢琴丝、橡皮筋及弹簧的弹性辅助腕关节、手指的伸展。同时腕关节和手指可主动屈曲。

腕关节的角度大致取中间位。当钢琴丝和橡皮筋的弹性过强时,掌指关节容易过度伸展。当调整出现困难时,可以附加蚓状肌压片(图3-14)。

图 3-14　托马斯型悬吊矫形器

(2)适应证:主要用于桡神经损伤后腕伸肌及指伸肌的瘫痪。因此也称为桡神经瘫用矫形器。

2)奥本海默型矫形器　由美国外科医师奥本海默于 1937 年开发的矫形器。

它属于有活动性前翅的矫形器。从前臂环箍向前延伸的钢琴丝,在腕关节处绕成弹簧圈后再与掌指关节以撑杆连接。对于拇长展肌瘫痪的患者,需使弹簧圈延伸成拇指外展辅助装置。该矫形器与托马斯型悬吊矫形器相比较,具有简便、体积小、重量轻的优点(图 3-15)。

图 3-15　奥本海默型矫形器

(1)生物力学原理:利用钢琴丝、橡皮筋及弹簧的弹性,辅助腕关节、手指的伸展。同时腕关节和手指可屈曲。其一端固定在前臂半月箍上,另一端与掌弓支杆相连的弹簧钢丝在腕关节处形成一个环,利用弹簧丝的弹性使腕关节保持在背屈位。

(2)适应证:该矫形器适用于桡神经损伤导致的伸肌的指伸功能障碍。使用时需要注意,该矫形器容易向肢体末端移动,因此应特别关注金属环箍和弹簧圈的位置,确保它们不会触压到桡骨茎突和尺骨茎突。

3)夹持矫形器　这是一种通过用支杆将拇指固定在对掌位,用金属或塑料框架支撑第 2、3 指,不限制掌指关节的活动,从而使患者可用这三指进行三点捏取的矫形器。如恩根型矫形器,使用时,拇指被固定在对掌位,第 2、3 指支杆轴的另一端与固定在腕部的驱动杆相连;在掌指关节和近指间关节处装有链条结构,利用腕关节的背屈运动来完成捏取动作(图 3-16)。

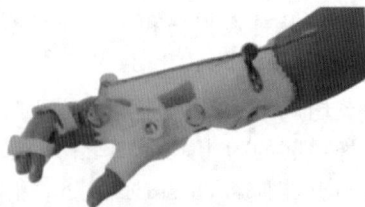

图 3-16　夹持矫形器

(1)生物力学原理:将拇指固定在对掌位,用带轴的支杆对第 2、3 指进行支撑,不限制掌指关节的活动,再利用驱动装置带动第 2、3 指与拇指闭合,从而实现三指捏取和夹持动作。

(2)适应证:正中神经损伤后的拇指对掌肌等的瘫痪,拇指桡侧副韧带损伤等。

学习情境四 髋部骨折的辅助技术咨询

扫码看课件

📝 学习情境描述

患者,男,69岁,1天前不慎摔倒,致左髋部疼痛,不能站立和行走,急诊摄片示"左侧股骨颈骨折",左腿轻度屈髋屈膝及外旋畸形(图4-1)。

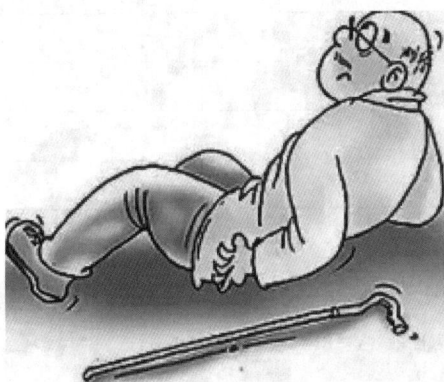

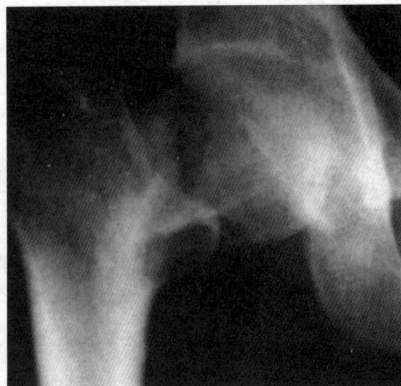

图4-1 左侧股骨颈骨折发生原因及X线片

骨伤科医生为该患者进行手术复位后建议使用辅助技术。应患者家属要求,你已来到医院与患者及家属见面。你应如何开展康复辅助技术咨询?请为患者制订相关的康复辅助技术咨询方案。

🎯 学习目标

(1)了解常见髋部骨折引起的运动功能障碍。

(2)通过学习髋部的解剖学及生物力学知识,熟悉不同功能障碍的临床表现、评定方法、髋部常用辅具类型及适应证等知识,制订有针对性的康复辅助方案,正确地完成其康复辅助技术的SOAP流程。

(3)在整个SOAP流程中,注重团队配合,关爱患者,运用人际沟通技巧与患者及家属进行良好的沟通,能够对患者及家属进行康复宣传与康复教育。

👷 任务书

姓名: 班级: 学号:

任务分析	临床表现与特点	
	康复要点	
	辅助技术选择	
	注意事项	

续表

任务实施	S	主诉	
		症状	
		特殊问题	
		现病史	
		过去史	
	O	视诊	
		触诊	
		运动检查	
		神经检查	
	A	分析结果	
	P	康复辅助方案	

注意:完成工作任务后,康复辅助技术咨询师必须明确以下方面。

(1)症状的主要来源:如患者是否为解剖结构上的问题、意识行为问题等。

(2)造成症状的各种因素:如环境、行为、情感、躯体或生物力学因素。

(3)需要重复检查的内容:可以作为病情好转或恶化的标志性内容,并用 * 号加以标注。

(4)在体格检查(客观检查)中的注意事项和禁忌证。

(5)疾病的预后受很多因素影响,如损伤的范围和阶段,患者的期望、性格及生活方式等。

(6)如何更好地对患者及其病情进行管理并提供更有效的措施与建议?

任务分组

班级		组号		指导教师	
组长		学号			
组员	姓名	学号		姓名	学号
任务分工					

获取信息

了解本学习情境需要掌握的内容(包括髋部的解剖学及生物力学知识),熟悉不同功能障碍的临床表现,并收集相关资料。

引导问题

1.请列举并解释维持髋关节稳定的主要肌肉和骨骼结构,以及它们在防止髋部骨折和脱位中的具体作用。

2.如何根据这些肌肉和骨骼因素来评估患者的康复需求,并制订相应的康复计划和辅助技术咨询策略?

3.请详细阐述髋关节在不同活动(如行走、站立、坐下等)中的受力情况,以及这些受力如何影响髋关节的稳定性和功能。

🔹 小提示

1.维持髋关节稳定的肌肉和骨骼因素 髋关节周围的肌肉对维持髋关节稳定是必不可少的,然而,仅当它们横向走行时才如此。这些肌肉的走行大致与股骨颈平行,它们协同作用以保持股骨头与髋臼的紧密连接。例如,骨盆周围的肌肉群(包括梨状肌、闭孔外肌以及臀肌,特别是臀小肌和臀中肌)产生了一个强大的力,确保髋关节的稳定性和股骨头与髋臼的正确对位。因此,这些肌肉被称为髋关节的肌性固定器(图4-2)。

纵向走行的肌肉如内收肌,易于使股骨头发生髋关节上脱位,特别是当髋外翻时,骨盆的前后位片可以清楚地显示先天性畸形。正常情况下,连接两"Y"形软骨的水平线(Hilgenreiner线或Y线)和髋臼顶的切线形成的Hilgenreiner角超过30°时,提示存在先天性畸形。当股骨头的骨化中心上移超过H线,或Wiberg中心边缘反转时,则表明髋关节脱位。在存在畸形的情况下,当髋关节处于内收位时,内收肌的脱位作用得到加强,当髋关节处于外展位时内收肌的脱位作用减少,直至关节最终在完全外展位产生对合(图4-3)。

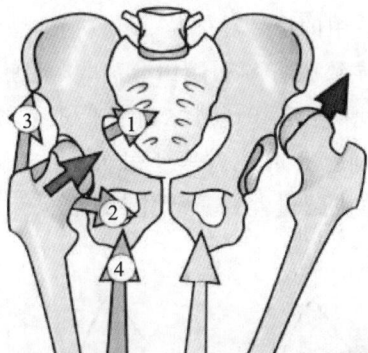
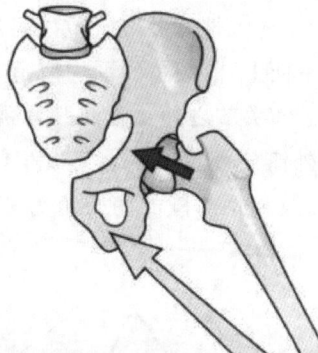

图4-2　臀中肌和臀小肌产生的力的方向　　　图4-3　髋关节外展位内收肌的脱位作用力示意图

1—梨状肌;2—闭孔外肌;3—臀中肌、臀小肌;4—内收肌

颈干角:股骨颈与股骨干之间的内倾角。正常值为110°~140°(图4-4)。

前倾角:颈中轴线与股骨两髁中点连线所成夹角。正常值为12°~15°(图4-5)。

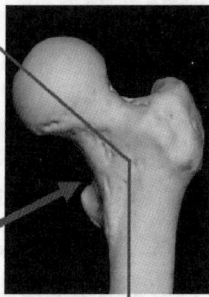
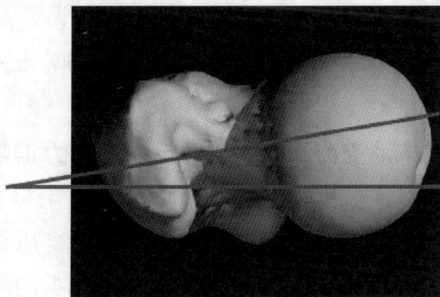

图4-4　颈干角　　　　　　　　　　　图4-5　前倾角

无论在冠状面还是水平面,股骨颈的方向对于保持髋关节的稳定性都是相当重要的。在冠状面,股骨颈的轴线和股骨干的轴线形成一个 120°～125°的倾角(图 4-6)。

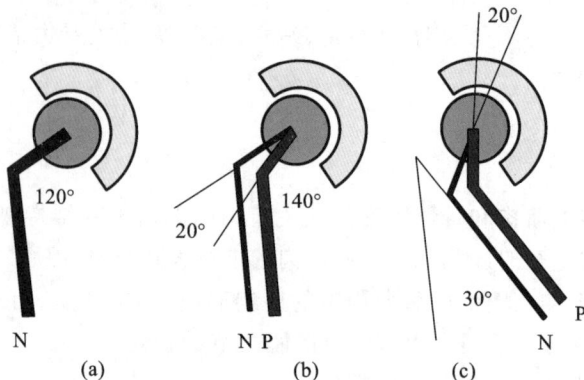

图 4-6　股骨头中心点的股骨颈的轴线与髋臼外侧边缘的夹角
P,异常髋关节;N,髋臼

在先天性髋关节脱位中,这个倾角可达到 140°,造成髋外翻,以至于在内收过程中股骨颈的轴线相对于正常的位置已经有一个 20°的初始偏角。因此,异常髋关节(P)内收 30°时,其股骨颈的位置相对于正常髋关节内收 50°时的位置,这个角度的内收加强了内收肌的脱位作用。因此,髋外翻加重了髋关节的病理性脱位。而异常的髋关节在外展运动中会变得更加稳定,因此,外展 90°位是先天性髋关节脱位外科治疗中众多制动体位中的第一种体位。

在水平面上,前倾角的平均值是 20°,因为两足行走导致股骨颈和髋臼分离,从而使股骨头的前部位于髋关节之外。假如股骨颈前倾加剧,前倾角增加至 40°,则称为股骨颈前倾,股骨头的过多外露使髋关节更易于发生前脱位。事实上,外旋 25°时正常股骨颈的轴线依然穿过髋臼,然而股骨颈前倾的初始角为 20°,外旋后会造成轴线越过髋臼边缘,导致髋关节前脱位(图 4-7)。

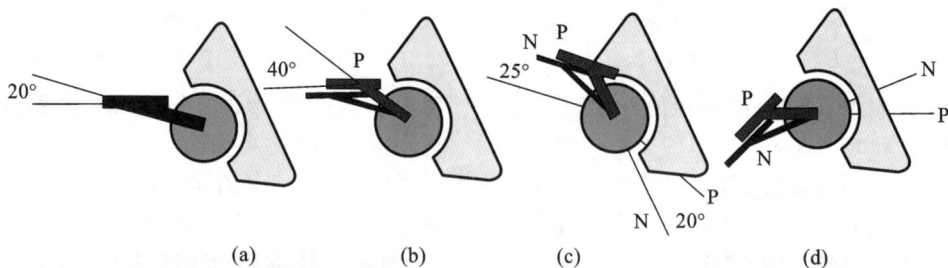

图 4-7　异常髋关节结构示意图
Q,异常髋关节;N,髋臼

2. 髋关节的受力　髋关节所承受的压力正常情况下应均匀地分布到负重关节面上,负重关节面积与所受的压力成反比。超负荷的应用将促使软骨面受损而形成骨关节炎。如图 4-8 所示,正常关节面骨端相互适应,单位面积所受压力较小。当关节面不相适应时,压力传至有接触的关节面上;或当关节软骨面遭受破坏,臼头的半径不一致,传递外力的面积亦减少时,均将产生应力集中。另外,还要看髋关节的负重力线在髋臼上的位置。

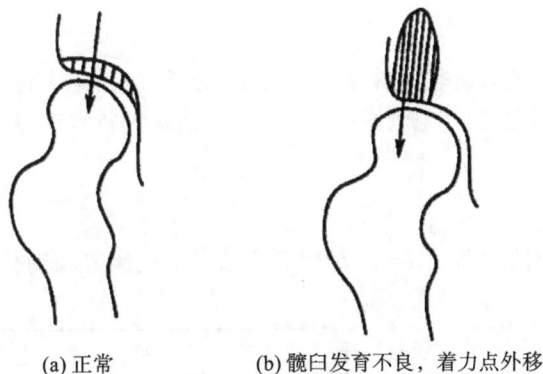

(a) 正常   (b) 髋臼发育不良，着力点外移

图 4-8 髋关节受力
图中箭头指上半身的压力

人体在行走或站立时,髋关节(主要为股骨头和髋臼)是主要的负重结构。大量实验提示髋关节是一个轻度不和谐的关节,即髋臼与股骨头的不同部位并不承担相同的压力。如处于行走的摆动状态时,髋臼仅在前部、后部与股骨头接触,承受压力,顶部则几乎没有压力;当单腿站立时,髋臼产生弹性应变而与股骨头的关节面完全接触,达到和谐一致。

当双腿平衡站立时,股骨头承担上半身的重量,由解剖学可知上半身重约为总体重的 2/3,即作用在单侧股骨头上的力为人体体重的 1/3。1960 年,Rydell 做了人体试验,结果证明:单腿站立时作用在股骨头上的力为人体体重的 2.6 倍,慢步行走时作用在股骨头上的力为人体体重的 1.6 倍,跑步时作用在股骨头上的力约为人体体重的 5 倍。

🕐 工作计划

(1)小组进行分工,完成下表内容。

步骤	工作内容	负责人
S		
O		
A		
P		

(2)制订耗材、评估工具清单。

序号	名称	型号与规格	单位	数量	备注

(3)按照 SOAP 流程制订髋关节骨折患者的康复辅助技术咨询方案,初步填写任务书。

进行决策

小组内讨论每个同学的康复辅助技术咨询方案,分析优劣,综合每位同学的意见,确定小组的最终康复辅助技术咨询方案。教师结合各小组完成情况进行点评,修正最终方案。

工作实施

(1)按照本组制订的计划(最终方案)对标准化患者实施康复辅助技术咨询。

(2)康复辅助技术咨询一般步骤。

任务步骤		任务程序	注意事项
S	主诉	问清现存症状的形式、范围、深度、性质、程度,异常感觉及症状间关系	①有效倾听; ②善于引导患者谈话; ③多采用开放式谈话,少用闭合式谈话; ④减少专业术语的使用; ⑤注意沟通的完整性,重视患者反馈的信息; ⑥处理好谈话中的沉默; ⑦善于使用积极的言语,避免使用伤害性言语
	症状	问清加重因素、缓解因素	
	特殊问题	了解全身健康状况	
	现病史	记录现有症状开始和改变的时间	
	过去史	记录先前相关病史信息	
O	视诊	观察皮肤是否有破损、出血;观察患者下肢是否有缩短、外展或外旋畸形等情况;检查髋关节周围是否有肿胀、皮下淤青等	①测量时充分暴露被测量关节,先确定骨性标志,再放置量角器; ②如关节活动受限,先测量关节的主动活动度,后测量被动活动度,分别记录; ③评估受力时,对比左右侧(健患侧),且最好先检查健侧以确定施加阻力的大小; ④检查中应给予适当鼓励性的指令,以便提高受检者的主观能动性
	触诊	触按找寻压痛点;感受是否存在骨擦感	
	运动检查	主动或被动进行髋关节活动(包括屈曲、外展、内收等);条件允许的情况下观察下肢的负重能力和步态情况	
	神经检查	检查患者下肢的感觉功能是否正常,包括触觉、痛觉等;检查患者的深反射、浅反射	
A	分析结果	根据各项主观检查、客观检查结果和运动解剖学、生物力学知识进行综合分析与总结,得出功能障碍分析结果	—
P	制订计划	根据明确的分析结果,为患者有针对性地制订康复辅助计划	①合理使用髋关节固定护具; ②如需要负重,选择合适的轮椅、拐杖、助行器等; ③注意矫形器是否会对髋部造成压伤

👍 评价反馈

  学生进行自评,评价自己能否完成髋部骨折的辅助技术咨询的学习,能否按时完成整个 SOAP 流程和填写任务书,有无任务遗漏。教师对学生进行评价的内容:报告书写是否工整、规范,报告内容数据是否出自实训、真实合理,阐述是否详细,认识体会是否深刻,结果分析是否合理,是否达到了实训的目的。

  (1)学生进行自评,并将结果填入下面学生自评表中。

班级: 姓名: 学号:

学习情境:

评价项目	评价标准	分值	得分
主观评估	通过谈话问清现存症状,获得有效信息	10	
客观检查	准确、合理、规范地完成所需评估项目	10	
结果评定	准确分析功能障碍结果及形成因素	15	
辅助计划	提供准确、有效的辅助计划和康复建议	15	
工作态度	态度端正,无无故缺勤、迟到、早退现象	10	
工作质量	能按计划完成工作任务	10	
协调能力	与小组成员、其他同学之间能合作交流,协调工作	10	
职业素质	关爱残疾人,有爱心、耐心、细心、责任心	10	
创新意识	运用 SOAP 流程拓展工作	10	
合计		100	

  (2)学生以小组为单位,对学习的过程与结果进行互评,将互评结果填入下面学生互评表中。

学习情境													
评价项目	分值	等级							评价对象(组别)				
									1	2	3	4	5	6
职业素养	15	优	13~15	良	10~12	中	7~9	差	0~6					
工作效率	10	优	9~10	良	7~8	中	5~6	差	0~4					
计划合理	15	优	13~15	良	10~12	中	7~9	差	0~6					
方案准确	15	优	13~15	良	10~12	中	7~9	差	0~6					
团队合作	10	优	9~10	良	7~8	中	5~6	差	0~4					
组织有序	10	优	9~10	良	7~8	中	5~6	差	0~4					
操作规范	10	优	9~10	良	7~8	中	5~6	差	0~4					
成果展示	15	优	13~15	良	10~12	中	7~9	差	0~6					
合计	100													

  (3)教师对学生工作过程与工作结果进行评价,并将评价结果填入下面教师综合评价表中。

学习情境				
评价项目		评价标准	分值	得分
工作过程 (50%)	S(10)	有效倾听	3	
		谈话技巧合理;能较好处理谈话中的沉默	4	
		注意沟通的完整性,重视患者反馈的信息	3	
	O(10)	评估内容合理、安全、有效	4	
		操作位置准确	2	
		评估顺序标准	2	
		评估中使用恰当指令,以提高患者的主观能动性	2	
	A(10)	基础知识运用合理	2	
		准确分析功能障碍的影响因素	4	
		评定结果准确	4	
	P(20)	提供准确、有效的辅助计划	10	
		开展有针对性的康复教育	5	
		针对患者的期望给予回复	5	
职业素养 (20%)	思政目标	关爱残疾人,有爱心、耐心、细心、责任心	5	
	工作习惯	具有安全意识、责任意识、服务意识	5	
	工作态度	积极参加教学活动,按时完成评价表,遵守考勤制度	5	
	团队精神	具有团队合作能力和与团队成员有效交流的能力	5	
项目成果 (30%)	工作完整	能按时完成任务	5	
	工作规范	能按规范要求开展 SOAP	10	
	辅具报告	能针对情境设计辅助计划	10	
	成果展示	能准确表达并汇报工作成果	5	
合计			100	

(4)综合评价表如下。

自评(20%)	小组互评(30%)	教师评价(50%)	综合得分

📑 学习情境的相关知识点

🔍 髋部功能解剖

髋部功能解剖见图 4-9 至图 4-11。

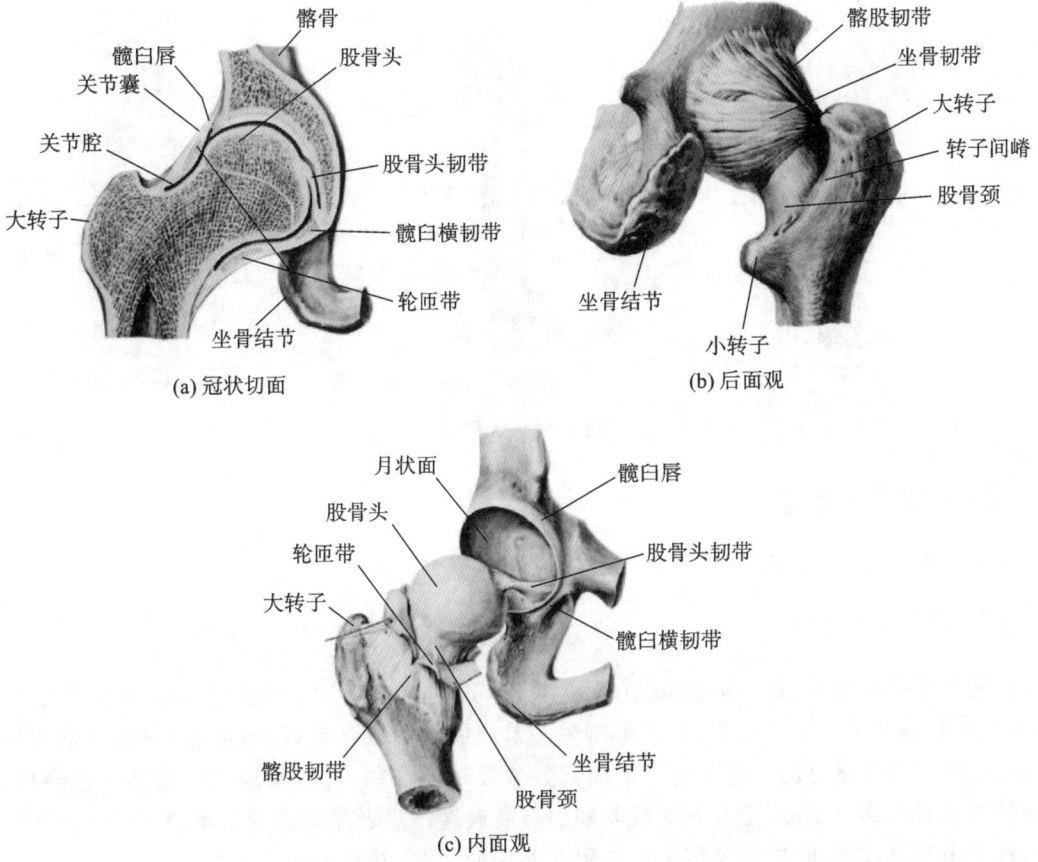

(a) 冠状切面

髂骨
髋臼唇
关节囊
关节腔
大转子
坐骨结节
股骨头
股骨头韧带
髋臼横韧带
轮匝带

(b) 后面观

髂股韧带
坐骨韧带
大转子
转子间嵴
股骨颈
坐骨结节
小转子

(c) 内面观

月状面
股骨头
轮匝带
大转子
髂股韧带
股骨颈
髋臼唇
股骨头韧带
髋臼横韧带
坐骨结节

图 4-9 髋关节

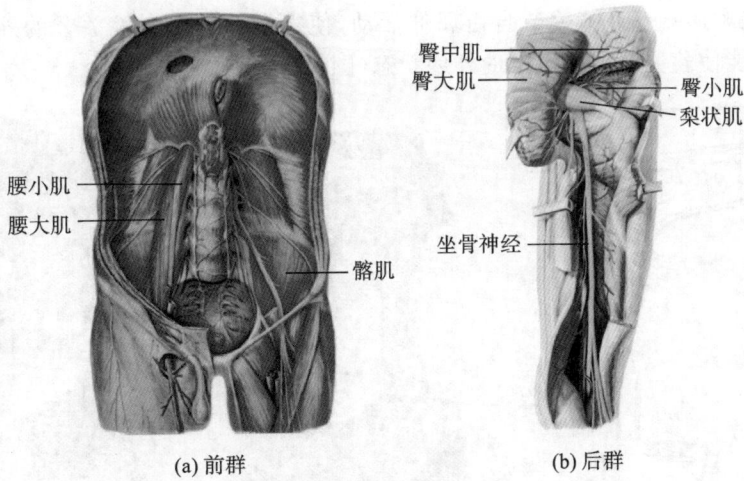

(a) 前群

腰小肌
腰大肌
髂肌

(b) 后群

臀中肌
臀大肌
臀小肌
梨状肌
坐骨神经

图 4-10 髋肌

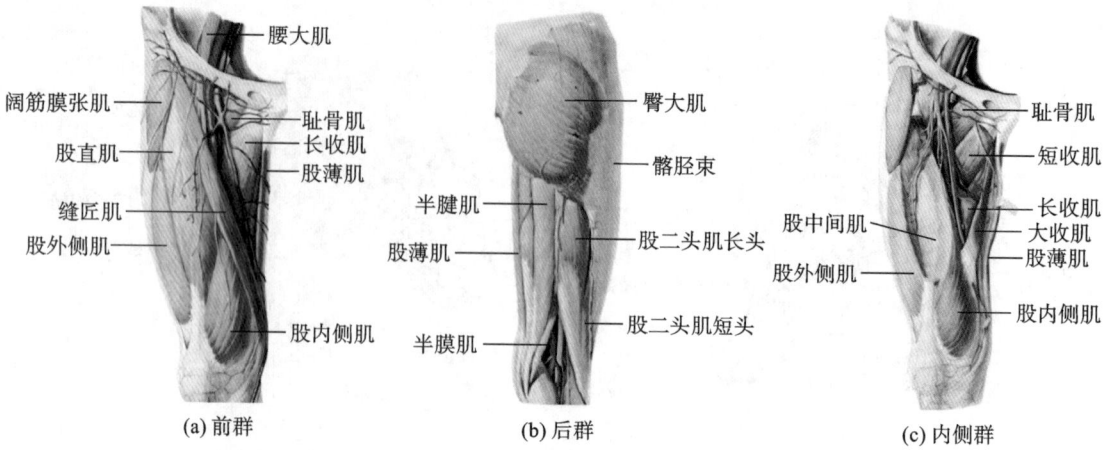

図中标注（前群）：腰大肌、阔筋膜张肌、股直肌、缝匠肌、股外侧肌、耻骨肌、长收肌、股薄肌、股内侧肌

图中标注（后群）：臀大肌、髂胫束、半腱肌、股薄肌、半膜肌、股二头肌长头、股二头肌短头

图中标注（内侧群）：耻骨肌、短收肌、长收肌、大收肌、股薄肌、股内侧肌、股中间肌、股外侧肌

(a) 前群   (b) 后群   (c) 内侧群

图 4-11　大腿肌

髋部常用评定

见王玉龙、周菊芝主编的《康复评定技术》。

髋部常用辅具

1. 髋关节手术后固定　全髋关节置换术和其他关节手术后可选用带链髋外展矫形器（图 4-12），将髋关节控制在伸直位，以限制髋关节屈曲和内收活动，同时防止脱位，从而为置换物的稳定结合提供良好的环境。为了增加对关节旋转的控制，可以与踝足矫形器一起使用，利用踝足矫形器的部分功能，更有效地控制髋关节的旋转。患者需要充分了解矫形器的作用和限制。在使用矫形器期间，应尽量将患肢放置在伸展的位置，并减少患肢的承重。

2. 痉挛性脑瘫　痉挛性脑瘫患儿常常出现内收肌痉挛，引起髋内收和剪刀步态，需选用髋内收、外展控制矫形器（由骨盆座、双侧髋铰链、双侧大腿固定箍和环带构成）。该矫形器允许髋关节自由屈伸，控制内收和旋转活动，适用于脑瘫患儿，以控制内收肌痉挛，逐渐改善剪刀步态。SWASH 髋外展矫形器允许髋关节自由屈伸活动，使行走和站立时髋关节的外展角度不会过大，但在坐位时能使髋关节保持稳定的外展状态（图 4-13）。

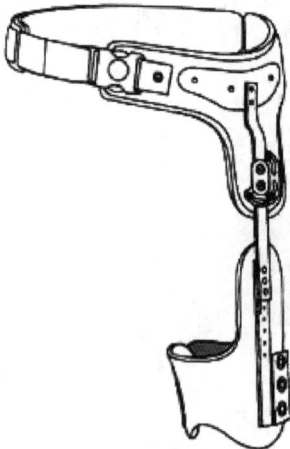

图 4-12　带链髋外展矫形器

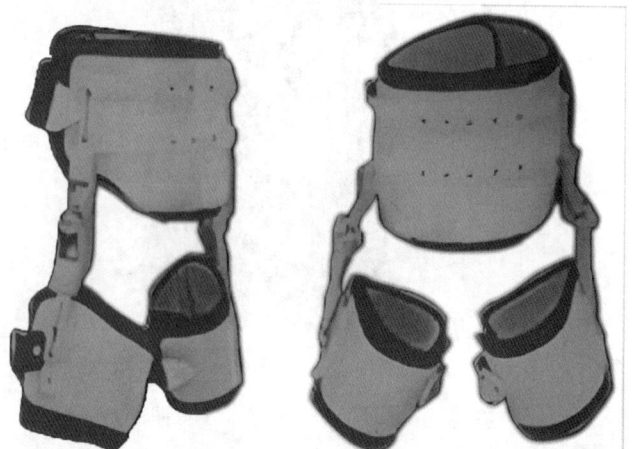

图 4-13　髋内收、外展控制矫形器

3.髋臼发育不良 先天性髋臼发育不良和脱位是常见于儿童的骨科疾病。儿童在出生时，浅的髋臼覆盖不到一半的股骨头。在可扩张和具弹性的关节囊内，股骨头很容易从髋臼脱位。出生后，髋臼变深，股骨头变得更圆，髋关节变得更加稳定。

对于新生儿，如果不处理脱臼的髋关节，关节和软组织会发生畸形。股骨头会由于髋屈肌和内收肌的力量而移向远端和沿骨盆横向外侧移动。没有股骨头的刺激，髋臼变得平坦。髋内收肌、屈肌和伸肌会产生挛缩。最后，股骨头会被骨盆磨平，并出现一个假关节。治疗髋部发育异常的目的是把股骨头放回髋臼和保持其稳定，直到病理状况得到改善。然而，过度的髋外展可能会损害股内侧动脉，造成股骨头缺血性坏死。

（1）温罗桑夹板：这种静态矫形器是一个盖有衬垫材料的铝夹板。夹板把髋关节控制在屈曲和外展状态，同时让肩关节外展，防止夹板滑脱。该矫形器限制关节的伸展和内旋，但应留有空间让婴儿踢腿（这将有助于股骨头和髋臼的发育）。随着头部活动增加，婴儿的头部可能会压在夹板上，因此必须在夹板上加衬垫，以避免在乳突上产生过大的压力，引起面神经麻痹（图4-14）。

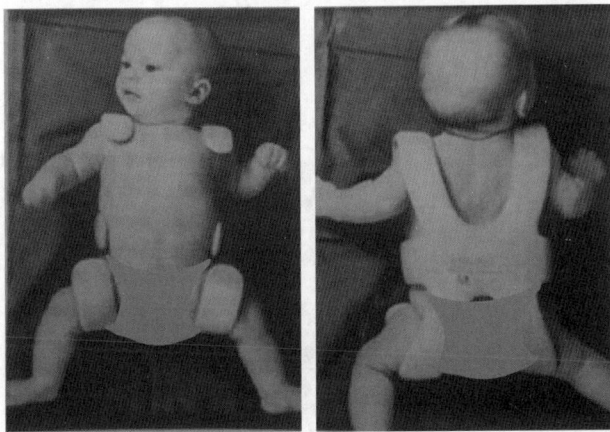

图4-14 温罗桑夹板

（2）巴甫立克肩吊带：这是一种动态的矫形器，由软的布带制成，限制髋关节伸展和内收，但允许髋关节主动屈曲和外展。该矫形器的牵引带应调整至外展和屈曲的角度超过90°，同时两大腿之间的角度超过60°，0～3个月以内的婴儿使用效果最好，可以用到1岁。应每4～6周检查一次，至髋臼、股骨头发育正常为止（图4-15）。

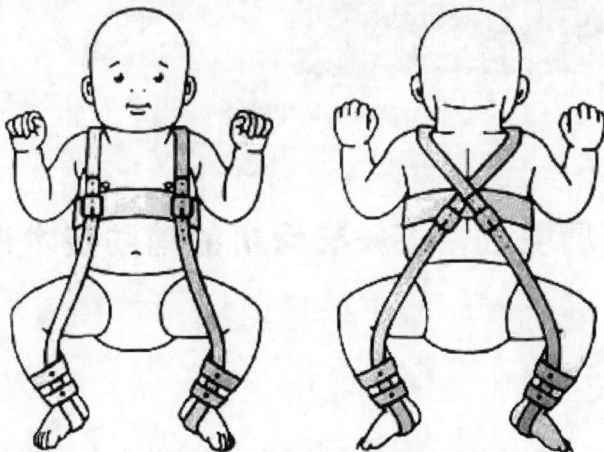

图4-15 巴甫立克肩吊带

　　（3）蛙式髋外展矫形器：此种矫形器由臀部托、大腿固定箍、固定带等构成，可以将髋关节控制在屈曲及外展位置，适用于三岁以下患儿，在手法复位及使用蛙式石膏 3 个月后使用。但若长时间使用，内收肌张力过高，股骨头对髋臼压力过大，可导致股骨头缺血性坏死（图 4-16）。

　　4. 髋关节内旋或外旋　　下肢异常内旋或外旋时，可运用布质或钢丝轴制式的下肢旋转矫形器，把异常旋转的关节转回正常的位置。该矫形器不妨碍髋关节的屈伸、内收和外展，不妨碍膝关节的屈和伸，不妨碍踝的伸和距下关节的旋前、旋后，主要适用于轻度痉挛性脑瘫患儿（图 4-17）。

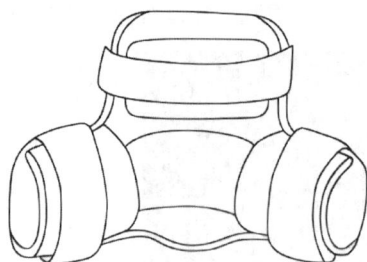

图 4-16　蛙式髋外展矫形器

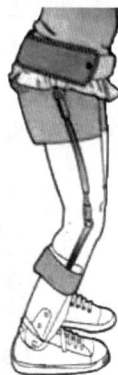

图 4-17　下肢旋转矫形器

　　5. 丁字鞋　　髋部骨折的患者，伤肢会出现不同程度的外旋、内收，这种姿势会进一步加重骨折错位，引起难忍的疼痛，严重时可造成下肢短缩、跛行。为了有效预防这些并发症，需持续保持患肢处于外展中立位（图 4-18）。

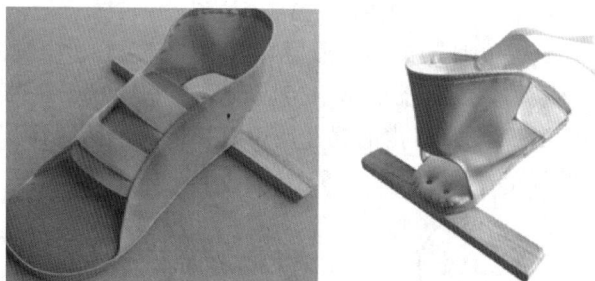

图 4-18　丁字鞋

学习情境五　膝关节骨折的辅助技术咨询

扫码看课件

📝 **学习情境描述**

　　患者，男，29 岁，2 天前打篮球跳起后着地时出现左侧膝关节及小腿疼痛，伴活动受限，急诊摄片示"左侧胫骨髁骨折"，侧方应力试验阳性（图 5-1）。

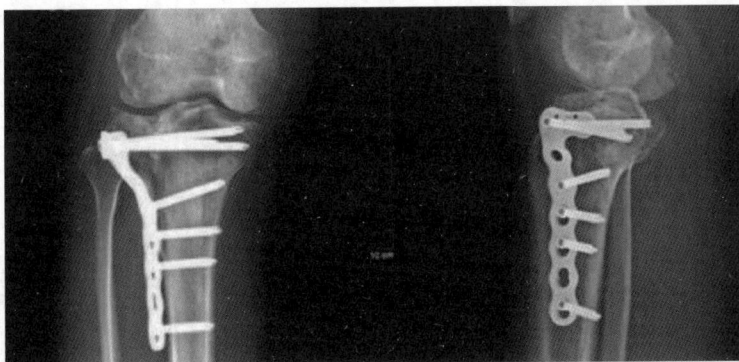

图 5-1 左侧胫骨髁骨折内固定术后 X 线片

术后骨伤科医生建议该患者使用辅助技术。应患者家属要求,你已来到医院与患者及家属见面。你应如何开展康复辅助技术咨询?请为患者制订相关的康复辅助技术咨询方案。

学习目标

(1)了解常见膝关节骨折引起的运动功能障碍。

(2)通过学习膝部的解剖学及生物力学知识,熟悉不同功能障碍的临床表现、评定方法、膝部常用辅具类型及适应证等知识,制订有针对性的康复辅助方案,正确地完成其康复辅助技术的 SOAP 流程。

(3)在整个 SOAP 流程中,注重团队配合,关爱患者,运用人际沟通技巧与患者及家属进行良好的沟通,能够对患者及家属进行康复宣传与康复教育。

任务书

姓名: 班级: 学号:

任务分析	临床表现与特点		
	康复要点		
	辅助技术选择		
	注意事项		
任务实施	S	主诉	
		症状	
		特殊问题	
		现病史	
		过去史	
	O	视诊	
		触诊	
		运动检查	
		神经检查	

续表

任务实施	A	分析结果	
	P	康复辅助方案	

注意:完成工作任务后,康复辅助技术咨询师必须明确以下方面。

(1)症状的主要来源:如患者是否为解剖结构上的问题、意识行为问题等。

(2)造成症状的各种因素:如环境、行为、情感、躯体或生物力学因素。

(3)需要重复检查的内容:可以作为病情好转或恶化的标志性内容,并用＊号加以标注。

(4)在体格检查(客观检查)中的注意事项和禁忌证。

(5)疾病的预后受很多因素影响,如损伤的范围和阶段,患者的期望、性格及生活方式等。

(6)如何更好地对患者及其病情进行管理并提供更有效的措施与建议?

👥 任务分组

班级		组号		指导教师	
组长		学号			
组员	姓名	学号		姓名	学号
任务分工					

🔍 获取信息

了解本学习情境需要掌握的内容(包括膝部的解剖学及生物力学知识),熟悉不同功能障碍的临床表现,并收集相关资料。

❓ 引导问题

1.请详细阐述膝关节的结构特点,特别是哪些结构对维持膝关节的稳定性至关重要。

2.请阐述膝关节在不同活动(如行走、站立、屈曲等)中的受力情况,以及这些受力如何影响膝关节的功能和稳定性。

3.如何确保膝关节在康复过程中保持受力平衡,以预防二次损伤并促进关节功能的全面恢复?

💠 小提示

1.膝关节结构的稳定性及运动幅度

(1)骨和关节:髌骨是股四头肌发育中形成的籽骨,是伸膝装置中的重要结构,对增加股四头肌的做功具有重要意义,并且可以保护膝关节的前面。由于股四头肌的力线与髌腱纵轴线之间存在一个外翻角度(即股四头肌角(Q角)),因而骨存在着向外侧移位的倾向。

(2)关节韧带:在膝关节的骨性结构、半月板、关节囊及附属韧带结构的共同作用下,膝关节可以保持静态与动态的稳定性。当膝关节处于完全伸直位时,股骨相对于胫骨会向内旋转;而当膝关节处于过度屈曲位时,股骨则会向外旋转。此时,关节面的咬合以及交叉韧带的导引作用将共同增加关节的稳定性。因此,膝关节的稳定更多地依赖于关节周围结构。膝关节前方稳定有赖于伸膝装置,尤其是股四头肌的力量。

膝关节结构的稳定还有赖于前、后交叉韧带的制约,内、外侧副韧带的平衡,以及股四头肌、腘绳肌力量的均衡。尤其是内、外侧副韧带的平衡和稳定作用对膝关节发挥正常功能非常重要。

在膝关节屈曲时,后交叉韧带可防止胫骨在股骨上向后移位,防止过分伸直及屈曲。前交叉韧带能防止胫骨在股骨上向前移位,即股骨向后移位,并防止膝关节过分伸直。腿部固定不动时,能防止股骨内旋。总之,膝关节交叉韧带是维持膝关节稳定性的重要结构,所以损伤后必须重建。

外侧副韧带从股骨外髁向下后走行,达腓骨茎突。在膝完全伸直时外侧副韧带是绷紧的,一旦屈膝,外侧副韧带便变得松弛,这有助于维持膝关节的稳定性。

(3)半月板:从形态学上,可以将半月板分为内侧半月板和外侧半月板。对半月板的组织学研究表明,其纤维在前部主要呈环形排列,后部则呈斜行排列。它的最主要功能是使负荷分布在较大的面积上。另外,半月板还有助于膝关节的稳定。

在日常生活中,膝关节屈伸 $0°\sim110°$,内旋及外旋 $10°\sim15°$。正常行走时膝关节屈伸约 $70°$。下楼时膝关节的屈伸角度近于 $90°$,上楼时膝关节的屈伸角度小于 $90°$,坐位时膝关节屈伸 $90°\sim110°$ 最为适宜。

2. 膝关节受力分析 人体在直立位时,其重心线在关节中心稍前一些通过,这种情况不需很大的肌力来维持。因此,可以认为膝关节受力只有体重减去小腿和足部重量后的一半。如果站立体态不正确,则将在膝关节产生力矩,需要肌力来平衡。当人体在膝关节屈曲情况下站立或慢步上楼梯时,膝关节可能承受相当于 $3\sim5$ 倍体重的力,在行走时,作用在膝关节上的力约为体重的 3 倍。

在膝关节受力分析中,半月板的作用非常重要,它主要在胫骨间起分散负载的作用,可以将股骨传来的压力分散到胫骨平台。另外,当关节受到冲击时,半月板还有缓冲的作用,而在负荷轻时,半月板分隔股骨和胫骨,当负荷重时,则会发生股骨髁软骨与胫骨平台软骨相接触(图 5-2)。

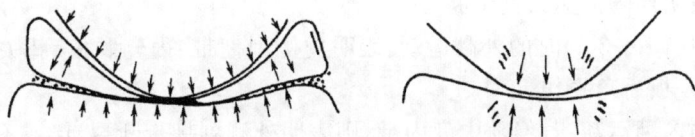

图 5-2 膝关节受力分析示意图

上楼时作用在膝关节上的力(来自肌肉和关节)如图 5-3 所示。

3. 膝关节的动态平衡

(1)旋转中立位时的前抽屉试验:在正常受试者中也可以呈微弱阳性,故试验时,与假定的正常侧相比较十分有必要。当结果呈阳性时,表明前交叉韧带断裂。当结果呈强阳性时,表明内侧副韧带和前交叉韧带联合断裂。然而,要当心由后交叉韧带断裂导致后部半脱位的自发复位而出现的假阳性结果。

(2)内旋 $15°$ 时的前抽屉试验:结果阳性是前交叉韧带断裂的确定标志,并可伴随膝关节后外侧角撕裂。

(3)内旋 $30°$ 时的前抽屉试验:结果阳性表明前、后交叉韧带联合断裂,如果出现弹动,则伴随外侧半月板后角撕裂。

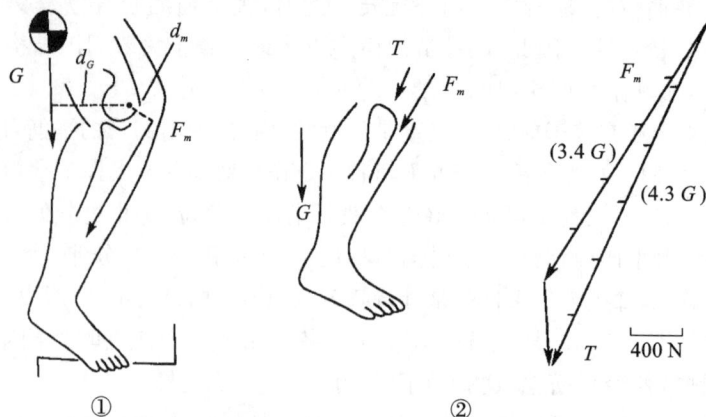

图 5-3 作用在膝关节上的力(来自肌肉和关节)

T,关节力;F_m,肌力;G,体重

F_m、T、G 三者处于受力平衡状态,F_m 为 G 的 3.4 倍,上楼梯时膝关节的关节力 T 为 G 的 4.3 倍

(4)外翻-内旋-屈曲运动中的外侧弹动试验(外侧轴向移动试验)和 Hughston 弹动试验:可诊断前交叉韧带断裂。

(5)外旋时的前抽屉试验:结果中度阳性表明膝关节后外侧角撕裂。如果伴随弹动,则表明同时有内侧半月板后角撕裂。

(6)旋转中立位时的直接后抽屉试验:结果阳性是后交叉韧带断裂的确定标志。

(7)外翻-外旋-伸展运动中的外侧弹动试验(反向轴偏移试验):结果阳性表明后交叉韧带断裂。

(8)外旋时的后抽屉试验:结果阳性表明伴随或不伴随后交叉韧带断裂的后外侧角损伤。

(9)内旋时的后抽屉试验:结果阳性表明后交叉韧带断裂伴随膝关节后内侧角撕裂。

(10)伸直时的外翻运动:若轻微外翻,表明内侧副韧带断裂;若中度外翻,表明内侧髁板损伤;若严重外翻,表明伴随前交叉韧带断裂。

(11)轻度屈曲(10°～30°)时的外翻运动:表明内侧副韧带、内侧髁板、膝关节后外侧角联合断裂,伴随外侧半月板后角损伤。

(12)伸直时的内翻运动:若伴随中度内翻,则表明外侧副韧带断裂,伴或不伴髂胫束同时断裂。若内翻严重,表明伴随外侧髁板和膝关节后外侧角断裂。

(13)轻度屈曲(10°～30°)时的内翻运动:表明有与(12)中一样的损伤,但是无髂胫束断裂。

(14)反屈-外旋-外翻试验:又称大脚趾悬空试验,表明外侧副韧带和后外侧角断裂。要理解膝关节力学,我们必须认识到,活动中的膝关节处于动态平衡。我们必须摒弃由两块板构成一对平衡的图示中所描述的两因素平衡概念。帆板运动为我们提供了一个更好的类比,并阐释了 3 个因素的平衡概念。

①大海:支持冲浪板,对应于关节面的作用。

②冲浪者:根据风和海不停地进行调整来操纵冲浪板,对应于关节周围的肌肉。

③风帆:接受风的作用力,对应于韧带复合体。

膝关节的运动取决于关节面、肌肉和韧带的相互作用和平衡(图 5-4)。

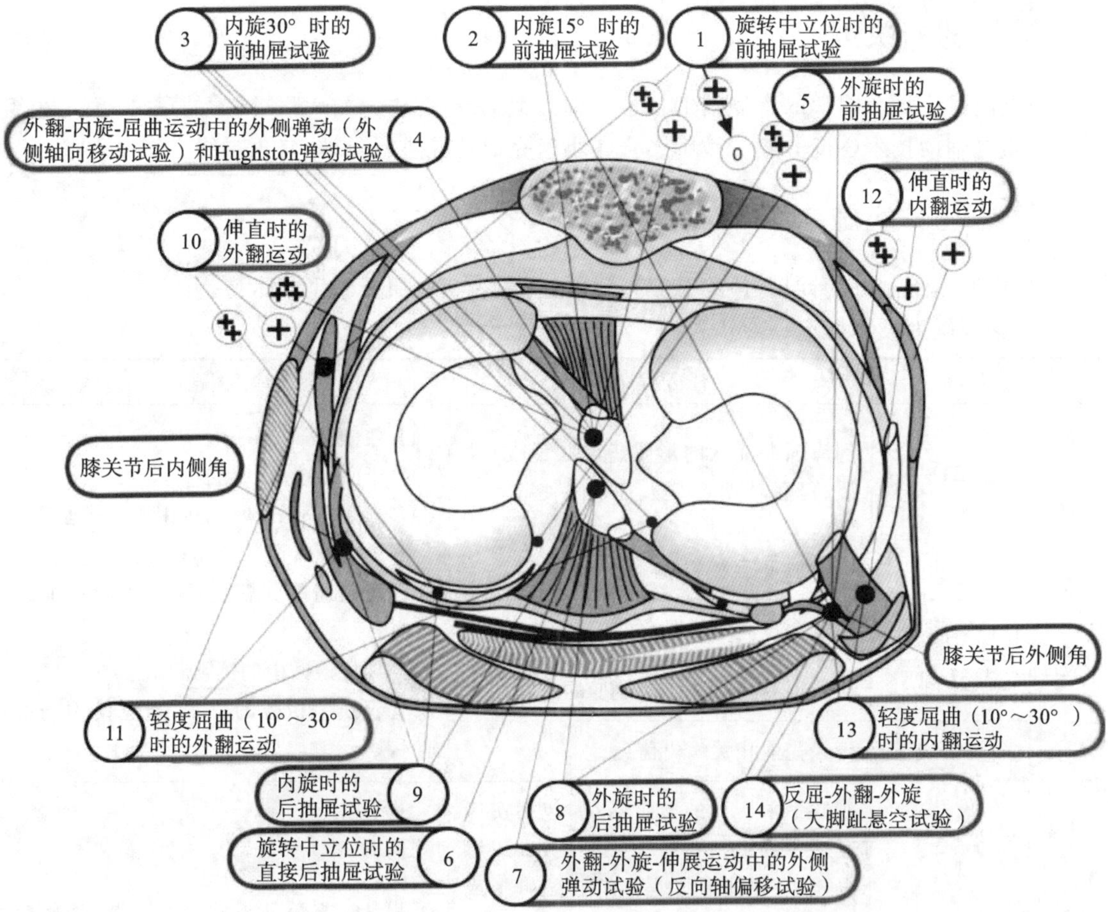

图 5-4 膝关节的动态平衡

🕐 工作计划

(1)小组进行分工,完成下表内容。

步骤	工作内容	负责人
S		
O		
A		
P		

(2)制订耗材、评估工具清单。

序号	名称	型号与规格	单位	数量	备注

(3)按照 SOAP 流程制订膝关节骨折患者的康复辅助技术咨询方案,初步填写任务书。

进行决策

小组内讨论每个同学的康复辅助技术咨询方案,分析优劣,综合每位同学的意见,确定小组的最终康复辅助技术咨询方案。教师结合各小组完成情况进行点评,修正最终方案。

工作实施

(1)按照本组制订的计划(最终方案)对标准化患者实施康复辅助技术咨询。

(2)康复辅助技术咨询一般步骤。

任务步骤		任务程序	注意事项
S	主诉	问清现存症状的形式、范围、深度、性质、程度,异常感觉及症状间关系	①有效倾听; ②善于引导患者谈话; ③多采用开放式谈话,少用闭合式谈话; ④减少专业术语的使用; ⑤注意沟通的完整性,重视患者反馈的信息; ⑥处理好谈话中的沉默; ⑦善于使用积极的言语,避免使用伤害性言语
	症状	问清加重因素、缓解因素	
	特殊问题	了解全身健康状况	
	现病史	记录现有症状开始和改变的时间	
	过去史	记录先前相关病史信息	
O	视诊	观察手术伤口的愈合情况,包括伤口是否干燥、清洁,有无红肿、渗出或感染迹象;评估下肢是否有肿胀、畸形或不对称的情况	①测量时充分暴露被测量关节,先确定骨性标志,再放置量角器; ②如关节活动受限,先测量关节的主动活动度,后测量被动活动度,分别记录; ③评估受力时,对比左右侧(健患侧),且最好先检查健侧以确定施加阻力的大小; ④检查中应给予适当鼓励性的指令,以便提高受检者的主观能动性
	触诊	触按找寻压痛点;触诊胫骨髁的骨性标志;评估手术区域周围软组织的张力	
	运动检查	评估膝关节的屈曲、伸展、内旋和外旋等活动的范围和程度;测试大腿和小腿肌肉的收缩力量;观察患者的步态特征	
	神经检查	评估下肢的感觉功能;检查深反射、浅反射	
A	分析结果	根据各项主观检查、客观检查结果和运动解剖学、生物力学知识进行综合分析与总结,得出功能障碍分析结果	—
P	制订计划	根据明确的分析结果,为患者有针对性地制订康复辅助计划	①合理使用膝关节固定护具; ②如需要负重,选择合适的轮椅、拐杖、助行器等; ③注意矫形器是否会对膝关节造成压伤

👍 评价反馈

学生进行自评,评价自己能否完成膝关节骨折的辅助技术咨询的学习,能否按时完成整个 SOAP 流程和填写任务书,有无任务遗漏。教师对学生进行评价的内容:报告书写是否工整、规范,报告内容数据是否出自实训、真实合理,阐述是否详细,认识体会是否深刻,结果分析是否合理,是否达到了实训的目的。

(1)学生进行自评,并将结果填入下面学生自评表中。

班级: 姓名: 学号:

学习情境:

评价项目	评价标准	分值	得分
主观评估	通过谈话问清现存症状,获得有效信息	10	
客观检查	准确、合理、规范地完成所需评估项目	10	
结果评定	准确分析功能障碍结果及形成因素	15	
辅助计划	提供准确、有效的辅助计划和康复建议	15	
工作态度	态度端正,无无故缺勤、迟到、早退现象	10	
工作质量	能按计划完成工作任务	10	
协调能力	与小组成员、其他同学之间能合作交流,协调工作	10	
职业素质	关爱残疾人,有爱心、耐心、细心、责任心	10	
创新意识	运用 SOAP 流程拓展工作	10	
合计		100	

(2)学生以小组为单位,对学习的过程与结果进行互评,将互评结果填入下面学生互评表中。

学习情境									评价对象(组别)					
评价项目	分值			等级					1	2	3	4	5	6
职业素养	15	优	13~15	良	10~12	中	7~9	差	0~6					
工作效率	10	优	9~10	良	7~8	中	5~6	差	0~4					
计划合理	15	优	13~15	良	10~12	中	7~9	差	0~6					
方案准确	15	优	13~15	良	10~12	中	7~9	差	0~6					
团队合作	10	优	9~10	良	7~8	中	5~6	差	0~4					
组织有序	10	优	9~10	良	7~8	中	5~6	差	0~4					
操作规范	10	优	9~10	良	7~8	中	5~6	差	0~4					
成果展示	15	优	13~15	良	10~12	中	7~9	差	0~6					
合计	100													

(3)教师对学生工作过程与工作结果进行评价,并将评价结果填入下面教师综合评价表中。

学习情境				
评价项目		评价标准	分值	得分
工作过程 (50%)	S(10)	有效倾听	3	
		谈话技巧合理;能较好处理谈话中的沉默	4	
		注意沟通的完整性,重视患者反馈的信息	3	
	O(10)	评估内容合理、安全、有效	4	
		操作位置准确	2	
		评估顺序标准	2	
		评估中使用恰当指令,以提高患者的主观能动性	2	
	A(10)	基础知识运用合理	2	
		准确分析功能障碍的影响因素	4	
		评定结果准确	4	
	P(20)	提供准确、有效的辅助计划	10	
		开展有针对性的康复教育	5	
		针对患者的期望给予回复	5	
职业素养 (20%)	思政目标	关爱残疾人,有爱心、耐心、细心、责任心	5	
	工作习惯	具有安全意识、责任意识、服务意识	5	
	工作态度	积极参加教学活动,按时完成评价表,遵守考勤制度	5	
	团队精神	具有团队合作能力和与团队成员有效交流的能力	5	
项目成果 (30%)	工作完整	能按时完成任务	5	
	工作规范	能按规范要求开展 SOAP	10	
	辅具报告	能针对情境设计辅助计划	10	
	成果展示	能准确表达并汇报工作成果	5	
合计			100	

(4)综合评价表如下。

自评(20%)	小组互评(30%)	教师评价(50%)	综合得分

📑 学习情境的相关知识点

🔍 膝关节功能解剖

膝关节功能解剖见图 5-5 至图 5-8。

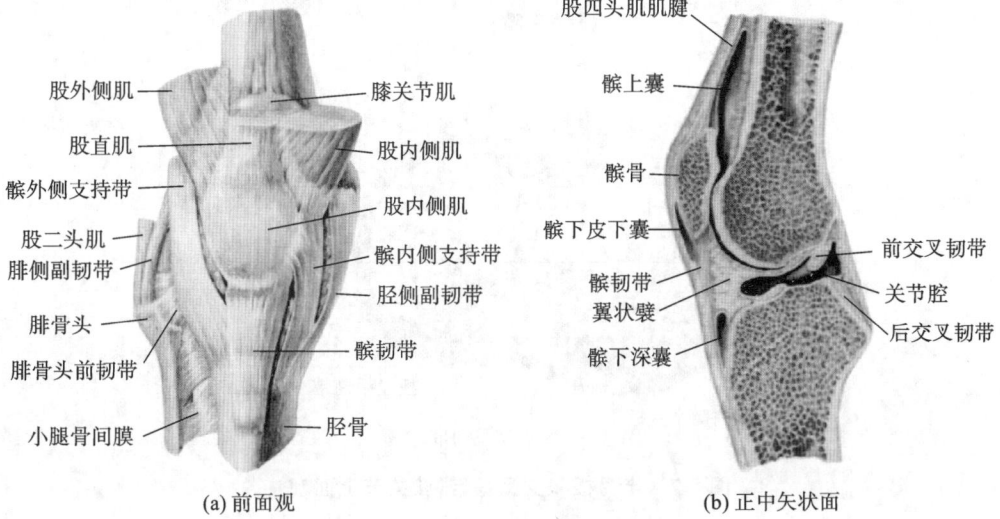

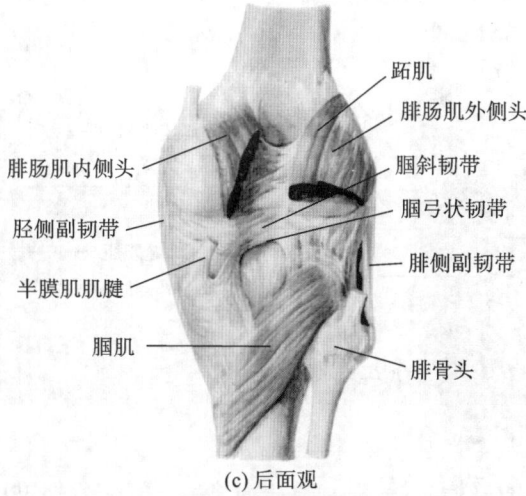

股外侧肌　　　　　　膝关节肌

股直肌　　　　　　　股内侧肌

髌外侧支持带　　　　股内侧肌

股二头肌　　　　　　髌内侧支持带

腓侧副韧带　　　　　胫侧副韧带

腓骨头

腓骨头前韧带　　　　髌韧带

小腿骨间膜　　　　　胫骨

(a) 前面观

股四头肌肌腱

髌上囊

髌骨

髌下皮下囊

髌韧带　　　　　　　前交叉韧带

翼状襞　　　　　　　关节腔

髌下深囊　　　　　　后交叉韧带

(b) 正中矢状面

跖肌

腓肠肌外侧头

腓肠肌内侧头　　　　腘斜韧带

胫侧副韧带　　　　　腘弓状韧带

半膜肌肌腱　　　　　腓侧副韧带

腘肌　　　　　　　　腓骨头

(c) 后面观

图 5-5　膝关节

髌面

内侧髁

外侧髁　　　　　　　后交叉韧带

前交叉韧带　　　　　内侧半月板

外侧半月板　　　　　膝横韧带

腓侧副韧带　　　　　胫侧副韧带

腓骨头前韧带　　　　髌韧带

腓骨头

髌关节面

股四头肌肌腱

(a) 膝关节前面观

大收肌肌腱　　　　　外侧髁

内侧髁　　　　　　　前交叉韧带

胫侧副韧带　　　　　板股后韧带

内侧半月板　　　　　腘肌

后交叉韧带　　　　　外侧半月板

腓侧副韧带

胫骨　　　　　　　　腓骨头后韧带

腓骨

(b) 膝关节后面观

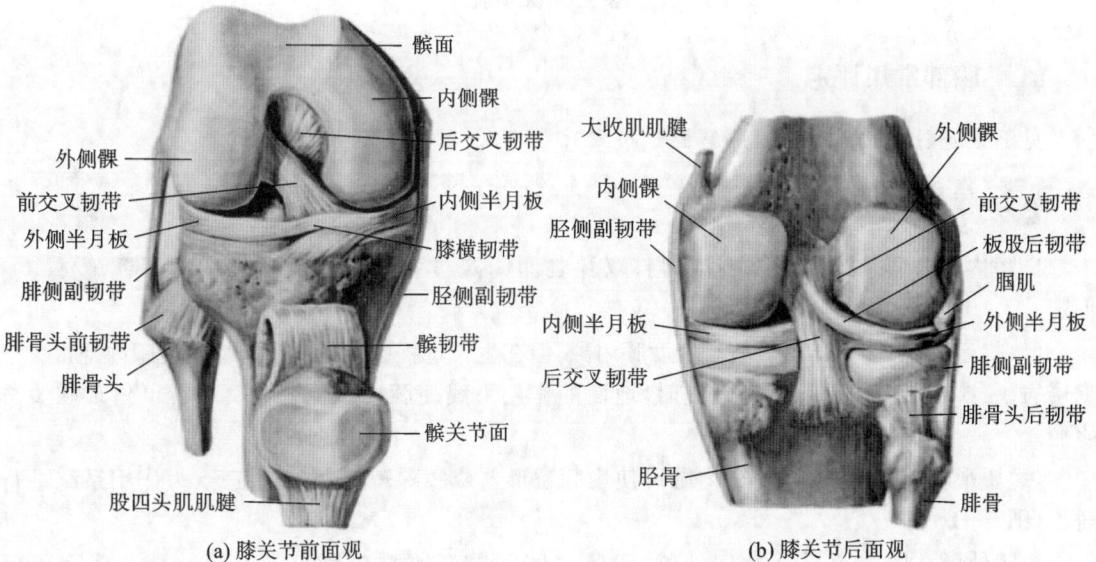

图 5-6　交叉韧带

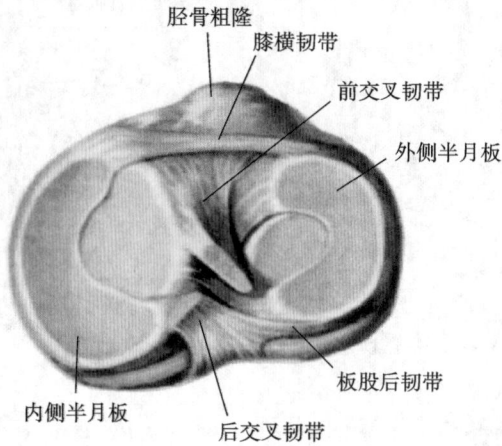

图 5-7 半月板和交叉韧带(膝关节上面观)

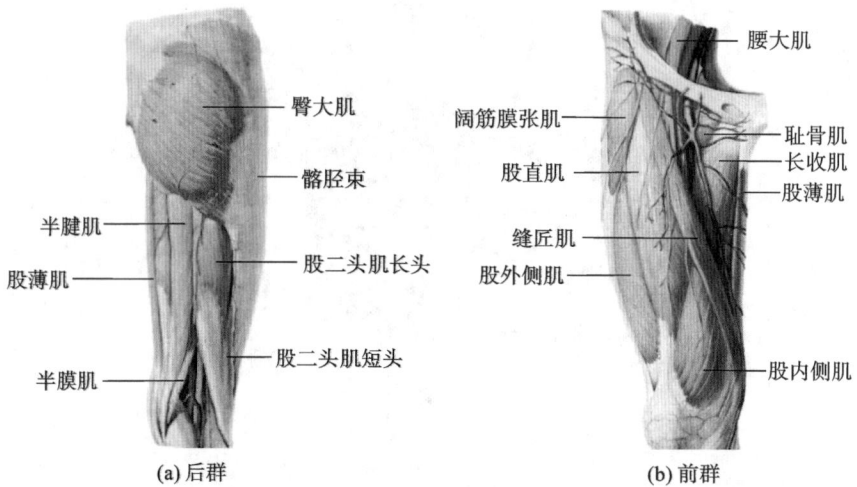

(a)后群　　　　　　　(b)前群

图 5-8 大腿肌

🔍 膝部常用评定

见王玉龙、周菊芝主编的《康复评定技术》。

🔍 膝部常用辅具

1. 膝内翻　膝关节以下翻向内侧,双膝之间间隙过大,称为膝内翻,俗称罗圈腿或"O"形腿。

(1)临床表现:婴儿出生后就有轻度膝内翻,但在生长过程中自行矫正。继发性膝内翻常见于佝偻病、胫骨近端损伤等患者。承重时,地面的作用力线使膝内翻更明显。患者可出现膝关节疼痛。

(2)矫形器应用:中度以上膝内翻可使用膝矫形器或膝踝矫形器,通过三点力作用系统进行矫治(图 5-9)。

2. 膝外翻　膝关节以下翻向外侧,双膝之间间隙变小称为膝外翻。膝外翻的病因仍不清楚。

(1)临床表现:多见于儿童,大多为双侧,双下肢呈 X 形。承重时,地面作用力线使膝外翻和小腿外旋更明显。跑步时双膝易碰撞而跌倒。内侧副韧带和前交叉韧带可被拉长至松弛,导致膝关节不稳、疲劳甚至疼痛。2～4 岁儿童可有轻度的膝外翻,6 岁时可恢复正常。

(2)矫形器应用:有疼痛者可使用膝矫形器或足矫形器,通过三点力作用系统进行矫治。持续性的严重膝外翻才考虑手术治疗(图 5-10)。

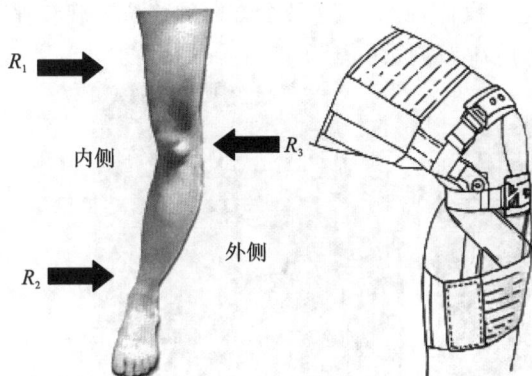

图 5-9 三点力原则下治疗 O 形腿的施力位置及方向

R_1、R_2、R_3 指不同方向施加的力

图 5-10 三点力原则下治疗 X 形腿的施力位置及方向

R_1、R_2、R_3 指不同方向施加的力

3. 膝过伸 又称为膝反张,是膝关节过度伸展的状态。引起膝过伸的常见原因之一是后交叉韧带损伤(图 5-11)。

(1)临床表现:负重时出现膝关节过度后伸,胫骨相对于股骨过度后移。

(2)矫形器应用:使用带膝铰链的膝矫形器,以消除或减少这种不合适的运动,并允许关节正常屈伸。为配合关节旋转中心的不断变化,可使用多轴铰链(图 5-12)。

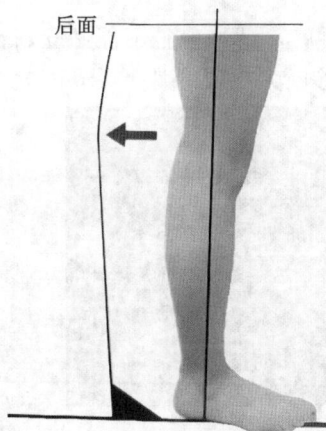

图 5-11 膝过伸导致的膝关节受力方向

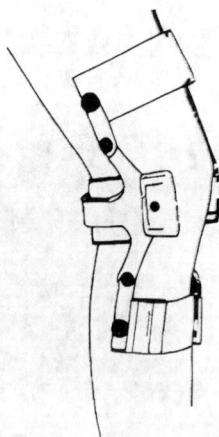

图 5-12 带膝铰链的膝矫形器

4. 肌无力

(1)临床表现:行走时,屈膝肌无力对足着地后的运动有非常大的影响。身体向前加速时,重力线移到关节后方,因此产生屈曲运动。没有股四头肌帮助控制屈曲的速度,关节将迅速塌陷。为了减轻膝塌陷,患者主动伸髋和(或)将躯干前屈。伸髋将促进伸膝,躯干前屈将使重心移至膝关节前方。

(2)矫形器应用:使用具有相反作用力的膝矫形器或是膝踝足矫形器。矫形器要有在行走时主动锁住膝关节的机制,并在坐位时允许膝关节屈曲。

5.膝韧带损伤、骨折等　引起膝关节不稳,限制膝关节的活动。

(1)临床表现:膝关节的前、后交叉韧带,内、外侧副韧带以及关囊韧带损伤,引起膝关节不稳,限制膝关节活动。

(2)矫形器应用:矫形器根据各类关节不稳进行设计,使关节在各个方向的移位及旋转保持稳定。通过控制膝关节的活动角度,避免其承受不必要的负荷(图5-13)。

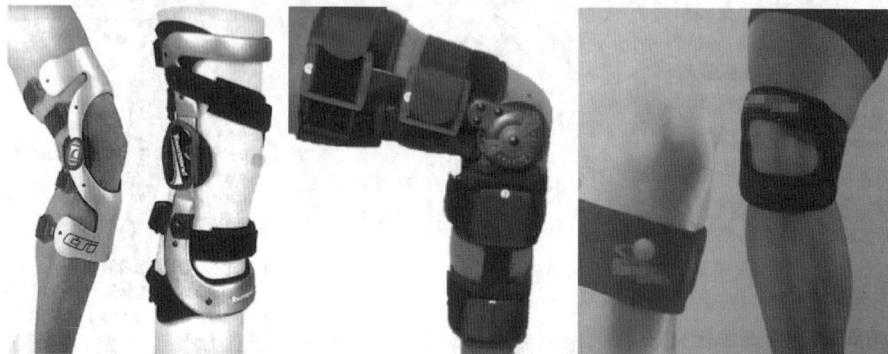

图 5-13　作用于膝关节上的不同矫形器

学习情境六　踝足骨折的辅助技术咨询

扫码看课件

📝 学习情境描述

患者,男,29岁,1天前从高处跳下,足跟垂直撞击地面后,足跟疼痛,不能站立、行走,足部肿胀、压痛、畸形,有骨擦音。查体发现踝后沟变浅。X线诊断为左跟骨骨折(图6-1)。

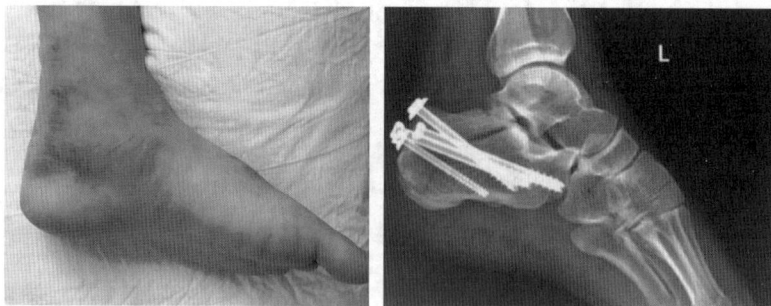

图 6-1　左跟骨骨折后外观与内固定术后 X 线

术后骨伤科医生建议该患者使用辅助技术。应患者家属要求,你已来到医院与患者及家属见面。你应如何开展康复辅助技术咨询?请为患者制订相关的康复辅助技术咨询方案。

🎯 学习目标

(1)了解踝足骨折引起的运动功能障碍。

(2)通过学习踝足的解剖学及生物力学知识,熟悉不同功能障碍的临床表现、评定方法、踝足常用辅具类型及适应证等知识,制订有针对性的康复辅助方案,正确地完成其康复辅助技术的 SOAP 流程。

（3）在整个 SOAP 流程中,注重团队配合,关爱患者,运用人际沟通技巧与患者及家属进行良好的沟通,能够对患者及家属进行康复宣传与康复教育。

任务书

姓名： 班级： 学号：

任务分析		临床表现与特点	
		康复要点	
		辅助技术选择	
		注意事项	
任务实施	S	主诉	
		症状	
		特殊问题	
		现病史	
		过去史	
	O	视诊	
		触诊	
		运动检查	
		神经检查	
	A	分析结果	
	P	康复辅助方案	

注意:完成工作任务后,康复辅助技术咨询师必须明确以下方面。

（1）症状的主要来源:如患者是否为解剖结构上的问题、意识行为问题等。

（2）造成症状的各种因素:如环境、行为、情感、躯体或生物力学因素。

（3）需要重复检查的内容:可以作为病情好转或恶化的标志性内容,并用＊号加以标注。

（4）在体格检查(客观检查)中的注意事项和禁忌证。

（5）疾病的预后受很多因素影响,如损伤的范围和阶段,患者的期望、性格及生活方式等。

（6）如何更好地对患者及其病情进行管理并提供更有效的措施与建议?

任务分组

班级		组号		指导教师	
组长		学号			
组员	姓名		学号	姓名	学号
任务分工					

🔍 获取信息

了解本学习情境需要掌握的内容(包括踝足的解剖学及生物力学知识),熟悉不同功能障碍的临床表现,并收集相关资料。

❓ 引导问题

1.解释踝关节在不同步态阶段(如站立、行走、跑步等)的受力特点,以及这些受力如何影响踝关节的稳定性和功能。

2.足部在承重和运动中扮演的角色是什么? 不同部位的受力特点如何影响足踝部骨折的康复进程?

3.请描述跗横关节的结构和功能,以及它在维持足弓稳定性和行走功能中的作用。

💠 小提示

1. 踝关节的受力分析　踝关节由胫腓横韧带连接胫、腓骨的下端,夹住距骨而构成,是一个典型的鞍状关节。对于踝关节的稳定性及其运动幅度,可以通过分析背伸、跖屈两个运动模式来评估。

(1)背伸。①骨的影响:当背伸至终极位时,距骨颈的上表面与胫骨的前缘相接触,限制了背伸的运动幅度,否则会引起距骨颈骨折。②关节囊和韧带的影响:背伸时关节囊和并行韧带的后纤维被拉紧,从而限制了背伸的幅度。③肌肉的影响:肌肉常在以上两个因素之前就开始限制踝关节的背伸运动,参与的肌肉主要有比目鱼肌和腓肠肌。

(2)跖屈。①骨的影响:距骨的后结节(尤其是后外结节)压在胫骨表面的后缘而限制踝关节的跖屈。②关节囊和韧带的影响:关节囊前缘和并行韧带的前纤维被拉紧。③肌肉的影响:背屈肌的强直收缩而产生的阻力是第一个限制因素。

踝关节的运动主要是由胫、腓骨在距骨滑车上的前后转动完成的,具有一个自由度,但绕垂直轴亦可有少许的转动和侧向位移,主要还是绕横轴转动。转动角度因人而异,一般为 40°～80°(平均为 45°左右,其中背伸角度为 20°～30°,跖屈角度为 30°～50°);步行时转动角度一般为 25°～35°。

2.足部受力分析　人体站立时,重力主要由胫骨传到距骨,下传至跟骨及前足。踝关节受力情况如图 6-2所示。

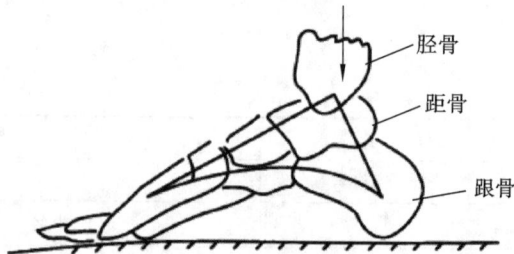

图 6-2　踝关节受力情况

在胫骨受压时,踝关节成为一个不稳定的具有限制性的骨骼结构(图 6-3(a))。为了保持其稳定,小腿前、后群肌肉形成一个稳定的力学系统(图 6-3(b)),如使用绳索稳定旗杆(图 6-3(c)),其结果是增加了距骨上的压力。

3.跗横关节　跗横关节的重要性不在于非负重时活动的位置,而在于步态周期各时段的活动

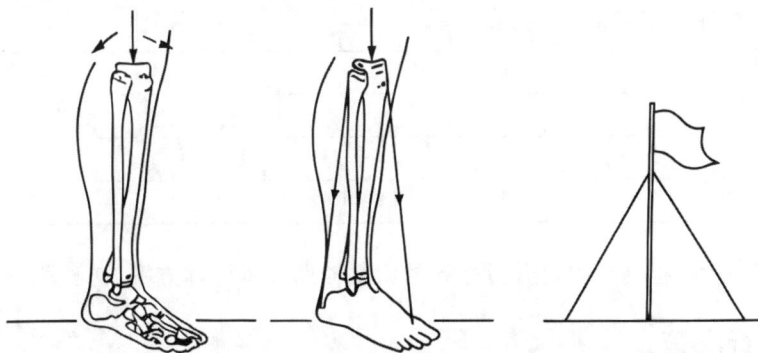

图 6-3 胫骨受压时小腿前群肌肉和后群肌肉保持踝关节稳定

变化。Elfman 发现距舟关节与跟关节轴线关系的变化会引起跗横关节复合体的锁定和解锁。距下关节外翻使两关节轴平行,关节间解锁允许跗骨之间产生相对活动,使足富有弹性,从而适应不平的地面,分散负重受力;距下关节内翻使两关节轴交叉,关节间锁定,限制关节活动,并将足作为坚固结构,有效传导外力。站立相第一阶段(从足跟触地到足放平于地面)的特点包括胫骨内旋、踝关节背伸和距下关节持续外翻。此时距舟关节和跟骰关节轴平行,中足活动度增加以吸收冲击。此时,距舟关节和跟骰关节的轴呈平行状态,中足的活动度增加,有助于吸收冲击。在行走的第二阶段(即从足放平于地面到身体重心超过负重足的时刻),胫骨会发生内旋,踝关节则进行背伸动作,同时伴随着相关软组织的拉伸;胫骨内旋拉紧弹簧带和跟骰足底韧带,胫后肌和跟腱收缩促使距下关节逐渐内翻,距舟关节和跟关节轴线交叉,锁定并稳定中足。第三阶段(从关节开始跖屈到足趾离地),通过屈肌和胫后肌的收缩,以及卷扬机机制(图 6-4)引起的足底筋膜拉紧和足弓抬高,使距下关节内翻,进一步稳定中足关节,为推进期能量的有效转移创造一个坚固的杠杆。

图 6-4 卷扬机机制

🕐 工作计划

(1)小组进行分工,完成下表内容。

步骤	工作内容	负责人
S		
O		
A		
P		

（2）制订耗材、评估工具清单。

序号	名称	型号与规格	单位	数量	备注

（3）按照 SOAP 流程制订踝足骨折患者的康复辅助技术咨询方案，初步填写任务书。

进行决策

小组内讨论每个同学的康复辅助技术咨询方案，分析优劣，综合每位同学的意见，确定小组的最终康复辅助技术咨询方案。教师结合各小组完成情况进行点评，修正最终方案。

工作实施

（1）按照本组制订的计划（最终方案）对标准化患者实施康复辅助技术咨询。
（2）康复辅助技术咨询一般步骤。

任务步骤		任务程序	注意事项
S	主诉	问清现存症状的形式、范围、深度、性质、程度，异常感觉及症状间关系	①有效倾听； ②善于引导患者谈话； ③多采用开放式谈话，少用闭合式谈话； ④减少专业术语的使用； ⑤注意沟通的完整性，重视患者反馈的信息； ⑥处理好谈话中的沉默； ⑦善于使用积极的言语，避免使用伤害性言语
	症状	问清加重因素、缓解因素	
	特殊问题	了解全身健康状况	
	现病史	记录现有症状开始和改变的时间	
	过去史	记录先前相关病史信息	
O	视诊	分别观察患者在坐位和站立位情况下脚趾、足弓、踝关节、足跟形态及皮肤软组织情况	①测量时充分暴露被测量关节，先确定骨性标志，再放置量角器； ②如关节活动受限，先测量关节的主动活动度，后测量被动活动度，分别记录； ③评估受力时，对比左右侧（健患侧），且最好先检查健侧以确定施加阻力的大小； ④检查中应给予适当鼓励性的指令，以便提高受检者的主观能动性
	触诊	通过触按找寻压痛点	
	运动检查	踝关节活动度评估、足底受力评估、步态观察	
	神经检查	深反射、浅反射检查	
A	分析结果	根据各项主观检查、客观检查结果和运动解剖学、生物力学知识进行综合分析与总结，得出功能障碍分析结果	—
P	制订计划	根据明确的分析结果，为患者有针对性地制订康复辅助计划	①单纯固定时采用低温热塑板； ②如需要承重，应选用高温热塑板； ③注意矫形器是否会对踝部造成压伤

👍 评价反馈

学生进行自评,评价自己能否完成踝足骨折的辅助技术咨询的学习,能否按时完成整个 SOAP 流程和填写任务书,有无任务遗漏。教师对学生进行评价的内容:报告书写是否工整、规范,报告内容数据是否出自实训、真实合理,阐述是否详细,认识体会是否深刻,结果分析是否合理,是否达到了实训的目的。

(1)学生进行自评,并将结果填入下面学生自评表中。

班级: 姓名: 学号:

学习情境:

评价项目	评价标准	分值	得分
主观评估	通过谈话问清现存症状,获得有效信息	10	
客观检查	准确、合理、规范地完成所需评估项目	10	
结果评定	准确分析功能障碍结果及形成因素	15	
辅助计划	提供准确、有效的辅助计划和康复建议	15	
工作态度	态度端正,无无故缺勤、迟到、早退现象	10	
工作质量	能按计划完成工作任务	10	
协调能力	与小组成员、其他同学之间能合作交流,协调工作	10	
职业素质	关爱残疾人,有爱心、耐心、细心、责任心	10	
创新意识	运用 SOAP 流程拓展工作	10	
合计		100	

(2)学生以小组为单位,对学习的过程与结果进行互评,将互评结果填入下面学生互评表中。

学习情境									评价对象(组别)					
评价项目	分值	等级							1	2	3	4	5	6
职业素养	15	优	13~15	良	10~12	中	7~9	差	0~6					
工作效率	10	优	9~10	良	7~8	中	5~6	差	0~4					
计划合理	15	优	13~15	良	10~12	中	7~9	差	0~6					
方案准确	15	优	13~15	良	10~12	中	7~9	差	0~6					
团队合作	10	优	9~10	良	7~8	中	5~6	差	0~4					
组织有序	10	优	9~10	良	7~8	中	5~6	差	0~4					
操作规范	10	优	9~10	良	7~8	中	5~6	差	0~4					
成果展示	15	优	13~15	良	10~12	中	7~9	差	0~6					
合计	100													

(3)教师对学生工作过程与工作结果进行评价,并将评价结果填入下面教师综合评价表中。

学习情境				
评价项目		评价标准	分值	得分
工作过程 (50%)	S(10)	有效倾听	3	
		谈话技巧合理;能较好处理谈话中的沉默	4	
		注意沟通的完整性,重视患者反馈的信息	3	
	O(10)	评估内容合理、安全、有效	4	
		操作位置准确	2	
		评估顺序标准	2	
		评估中使用恰当指令,以提高患者的主观能动性	2	
	A(10)	基础知识运用合理	2	
		准确分析功能障碍的影响因素	4	
		评定结果准确	4	
	P(20)	提供准确、有效的辅助计划	10	
		开展有针对性的康复教育	5	
		针对患者的期望给予回复	5	
职业素养 (20%)	思政目标	关爱残疾人,有爱心、耐心、细心、责任心	5	
	工作习惯	具有安全意识、责任意识、服务意识	5	
	工作态度	积极参加教学活动,按时完成评价表,遵守考勤制度	5	
	团队精神	具有团队合作能力和与团队成员有效交流的能力	5	
项目成果 (30%)	工作完整	能按时完成任务	5	
	工作规范	能按规范要求开展 SOAP	10	
	辅具报告	能针对情境设计辅助计划	10	
	成果展示	能准确表达并汇报工作成果	5	
合计			100	

(4)综合评价表如下。

自评(20%)	小组互评(30%)	教师评价(50%)	综合得分

学习情境的相关知识点

足踝功能解剖

足由 26 块骨以及关节、肌肉、韧带、神经、血管等构成。双足的主要功能是作为一种半刚性基柱为躯干提供牢固的支撑。从功能重要性出发,足踝关节可以分为必要关节、重要关节和不重要关节三大类。必要关节是双足直立行走所必需的,包括踝关节(背伸和跖屈)、距下关节(内外翻和前后旋)、距舟关节(内外翻和前后旋,行走时缓冲力量)、第2~5跖趾关节(屈曲足趾,站立晚期足趾偏心性伸直以分担跖骨头负重)。重要关节有一定的功能,如增加活动度或缓冲冲击力等,但并不向其他关节传导应力,包括跟骰关节(使足适应不平坦路面)、跗跖关节(站立中期,骰骨与第4、5跖骨关节共同作用,为足外侧提供缓冲,减轻地面带来的冲击力)、第1跖趾关节(中立位以外的主动屈曲和被动伸直很重要)、第1近侧趾间关节(保持其中立位有重要意义)。不重要关节之间有韧带相连,其活动度和对足踝功能的影响都很小。

1. 骨关节

1)距下关节(距跟关节)　跟骨的上面有三个关节面(后、中、前关节面)与距骨下面相应的关节面形成关节。跟骨后关节面凸出,而跟骨中、前关节面则凹陷,这样就可阻止距骨在跟骨上的前后移位。

在距骨的中、后关节面之间存在一条沟,形成了跗骨窦。这条沟贯通踝部的内侧和外侧。跗骨窦的全长被距跟骨间韧带牢固地连接着,使两块骨紧密相连。窦内的韧带和脂肪组织中富含感受器和神经纤维,这些神经纤维甚至可以延伸至小脑。因此,可以推测距跟骨间韧带是距下本体感觉的中心,它对于完成闭链运动的快速反射起着关键作用。此外,距下关节可以分为前、后两部分,它们各自拥有独立的关节囊,并且这两部分被跗骨窦和相应的骨管所分隔。

前距下关节由凹陷的跟骨前、中关节面和凸出的距骨前、中关节面组成;后距下关节由凸出的跟骨上关节面和凹陷的距骨下关节面组成。这种关节面凹陷或凸出的交叉变化使之能做复杂的旋转活动,只在前、中关节面做与后关节面相反的活动时才出现。

(1)距下关节的旋转轴:从跟骨的后外侧面朝前、上、内方向,通过跗骨窦的一条线,用来代表距下关节的旋转中心轴。该轴在矢状面上向背侧倾斜42°,在横断面上向内倾斜16°,其中矢状面的定义是跟骨中点到第1、2趾中点间平面。

(2)距下关节的运动:距下关节轴指向内、前、上方,其活动主要是内翻和外翻(额状面)、内收和外展(横断面),以及跖屈和背伸(矢状面,较小),而且是三平面活动同时发生,即内翻、跖屈和内收同时出现,外翻、背伸、外展同时出现。距下关节平均活动度是内翻20°~30°,外翻5°~10°,步行所需活动范围为10°~15°。有研究发现:距下关节呈螺钉样活动,即距骨在跟骨上旋转的同时有横向移位;螺旋角为12°,即距骨每旋转10°前移1.5 mm(图6-5)。

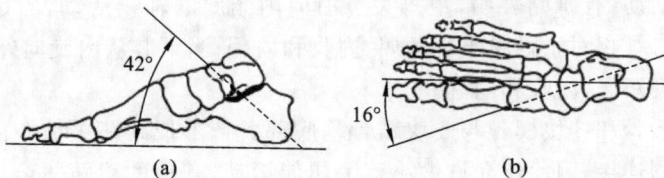

图6-5　距跟关节运动轴与水平面的夹角及与足的中线的偏斜角

距跟关节运动轴与水平面成42°角,与足的中线(向内侧偏斜)的夹角为15°

2)跗横关节　跗横关节又称Chopart关节,包括距舟关节和跟骰关节,两者虽能独立活动,但需要共同完成其功能活动。足作为弹性结构,在触地时能化解冲击力,作为坚固结构,在足趾离地时能有效地推动身体前移。在这种弹性结构与坚固结构的转变中,跗横关节起着关键作用。

(1)结构特点。

①距舟关节:距舟关节由凸出的距骨头、凹陷的舟骨近端面和韧带组成。有学者将距舟关

节称为足臼,它能够引导距骨头活动,使其除屈伸活动外还能滑动、滚动和回旋。

②跟骰关节:跟骰关节由跟骨前突和骰骨近端组成,呈马鞍状。关节轴从前上到后下倾斜52°。跟骰关节面上内角呈一骨嵴覆盖骰骨上缘。骰骨下内侧角有一骨性突起与跟骨冠状凹形成关节,增加足在内翻位的关节稳定性(图6-6)。

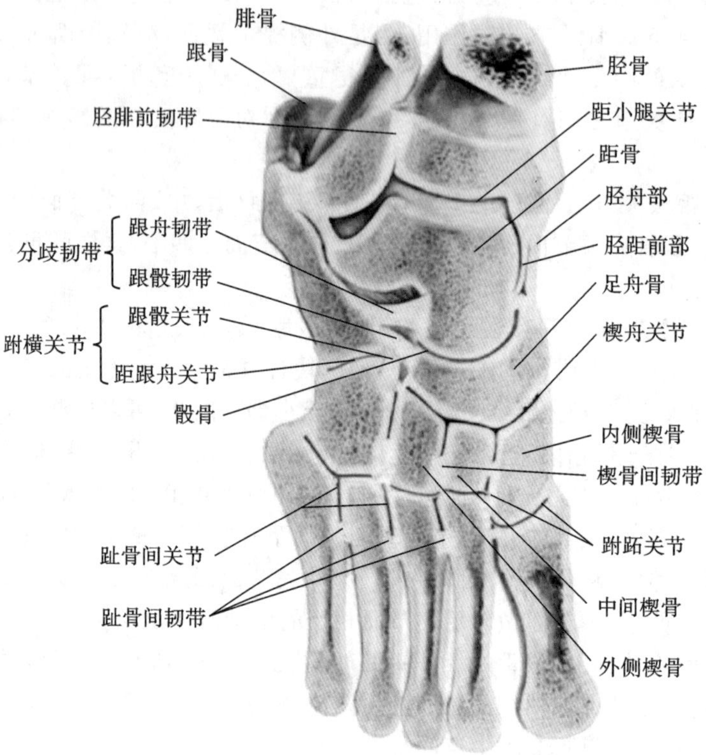

图6-6 足部骨骼上面观

(2)跗横关节的旋转轴和活动。

①跗横关节的旋转轴:跗横关节有2个轴线,纵轴与地面成15°,并在矢状面上向内侧倾斜9°;斜轴与地面成52°,并在矢状面上向内倾斜57°。

②跗横关节的活动:有研究表明,距舟关节沿向内倾斜的轴线活动,当足从外翻位向中立位、内翻位活动时,舟骨相对于距骨出现跖屈、内收和内翻;当下肢从内旋向外旋位活动时,舟骨相对于距骨也会出现跖屈、内收和内翻。

3)跗跖关节 骰骨和3块楔骨与5块跖骨基底部关节形成跗跖关节。由于楔骨与第2跖骨和邻近的跖骨牢固连接,因此仅允许做小范围屈伸运动,其他的跗跖关节可沿中足的弧度做小范围旋转。第4、5跗跖关节最灵活,其背屈和跖屈以及旋前和旋后的总运动范围分别为9°和11°。

4)跖趾关节和趾骨间关节 跖趾关节和趾骨间关节与手的相应结构对应,而有功能的差异,掌指关节允许屈曲90°、过伸0°~30°,但跖趾关节相反,其允许过伸90°,屈曲范围仅为30°~45°。这种大幅度的过伸见于足趾站立和步行(在站立相末期跖趾关节过伸),趾的运动范围小于手,肌肉的控制情况也比手差。

趾骨间关节与手部相似,踇趾只有1个关节,而其他趾有2个,即近侧趾骨间关节和远侧趾骨间关节。

2. 足部韧带

足部骨间连结十分稳固,除关节囊外,尚有许多韧带起加强作用。足部韧带主要有跟舟跖侧韧带、跖长韧带、跟骰跖带(跖短韧带)和跖骨头横韧带等。

3. 足部肌肉

控制足部活动的肌肉为足内肌和足外肌。

1)足内肌　多集中在足底,可分为四层。这些肌与跖腱膜、足的韧带和肌腱之间有广泛的连接。这些组织形成了动、静力结构的强力复合体。虽然肌可做外展、内收和屈趾等动作,但它们主要的功能是在行走和跑步时支持足弓,补充趾长屈肌的力和在摆动相中对抗屈肌来保持趾伸直。若足趾不能保持伸直位,行走时就不能发挥力的作用。

2)足外肌　分别来自小腿的前、后及外侧肌间隔。足的活动除借助足内肌外,主要借助许多足外肌的协同作用来完成。如腓骨长肌及胫骨前肌肌腱经足底协同支持足弓;胫骨后肌、腓骨短肌、伸趾肌群和屈趾肌群等均协同完成足的站立、起步、行走、跑跳等。

4. 足弓

足骨可分为三段,即后足(距骨和跟骨)、中足(足舟骨、骰骨和 3 块楔骨)、前足(跖骨和趾骨)。这些骨及其附属韧带形成了 3 个弓,即内侧纵弓、外侧纵弓和横弓。

1)内侧纵弓

内侧纵弓由跟骨、距骨、舟状骨、3 块楔骨和内侧 3 块跖骨组成,舟骨在较高点,犹如拱顶主石。内侧纵弓弹性好,有缓冲作用,活动度较大,所以足扭伤概率相对较大。

2)外侧纵弓

外侧纵弓由跟骨、骰骨和外侧第 4、5 跖骨形成。跟骨内侧结节形成后支点,第 5 跖骨头为前支点。较高点是跟骰关节。外侧纵弓一般呈扁平状,在站立和行走时消失,弹性差,主要作用是承载重力,所以正常足的外缘是承受身体重力的主要部分。

3)横弓

水平来看足的宽度,跖骨头在足前不是横平的,是从内侧到外侧凸向背侧的弓形,称横弓。它可增强足前部的持重力和弹性。

结构上,足弓具有机械弓的一些特性(如楔形的骨),但缺乏防止弓下陷所需的外周支撑(固定的支撑)。韧带连接于跗骨和跖骨的跖面和背面,把构成足弓的骨连成具有坚实拱梁特性的结构。当承重时,拱梁弯曲,其压力作用于拱顶,张力则在拱底部的跖面。当重量连续增加时,最后可导致梁柱塌陷。假如使用一个连接杆连于拱底的两端以阻止这两端分开,这样拱梁就能承受更大重量。从机械学的角度来看,这种结构就像是一个构架,或者可以说是一种变异的弓形结构。在足部,这个"连接杆"实际上是由跖腱膜、足固有肌以及足外肌的收缩作用共同构成的。

在足底,所有的足外肌和大多数的足固有肌经过足弓下面。当做闭链运动时肌收缩,所产生的力可使足弓紧张。足底有广泛附着的胫骨后肌和腓骨长肌,对横弓起重要作用,同时也能使纵弓紧张。拇长屈肌和趾长屈肌跨越足部内侧纵弓,小趾展肌沿外侧纵弓的全长分布。趾短屈肌、趾方肌和趾长屈肌行于跖中部全长,能使纵弓紧张。内收肌则影响横弓,与手指肌相比,足趾肌在开链运动中功能有限,但在行走和跑步等闭链运动中则具有重大的意义。

🔍 踝足常用评定

见王玉龙、周菊芝主编的《康复评定技术》。

🔍 踝足骨折常用辅具

1. 金属支条式踝足矫形器　传统的踝足矫形器通常是由一个或两个金属支条从小腿一侧或两侧向下连接到鞋的底部或足蹬上,外面以皮革覆盖,可带或不带踝铰链。由于制作程序复杂,比较少用。现一般与矫形鞋配合应用于复杂的足形,如严重的马蹄足(图6-7)。

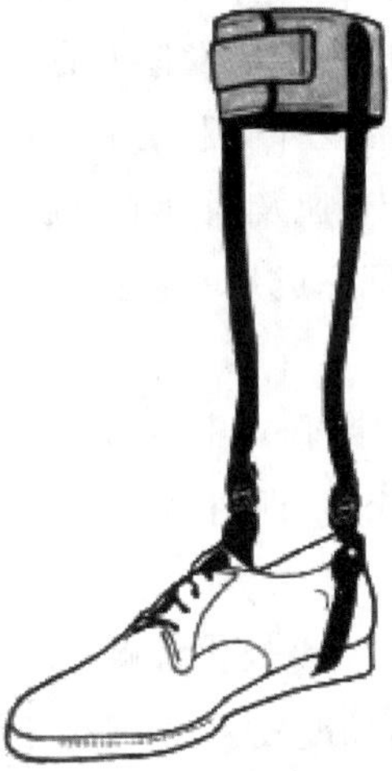

图6-7　金属支条式踝足矫形器

　　2. 热成型塑料非铰链式踝足矫形器　这类矫形器通常是用纤维增强热成型塑料,通过塑模真空方法制作。它通常与小腿后方和足底完全接触。

　　这类矫形器的完整的周边被称为"切割线"。近端切割线应位于骨头远端约 3.5 cm,以避免压迫腓神经,并在此水平线上包绕小腿 23 周。前方切割线应延伸至小腿中线。当踝关节处切割线向踝前方移动时,这类矫形器的稳定性加强,更能稳定踝关节;与此相反,当此切割线向后方移动时,这类矫形器的稳定性将下降。内侧面的切割线应稍微高过舟状骨的顶端,而外侧面的切割线应稍微超出第 5 跖骨轴,但远端需要固定时,切割线应延伸至足趾。这类矫形器的切割需根据每位患者的具体要求进行调整。依照矫形器的切割线和硬度,这类矫形器可分为固定踝足矫形器和柔性踝足矫形器(图6-8)。

　　了解踝足矫形器的形状设计原理和塑料结构变化对其刚度的影响,是制订合适矫形器方案的先决条件。为了满足患者对于踝关节的功能需求,必须设计出具有适当形状和功能的模具来制造踝足矫形器。为一个足跟突出的患者定制踝足矫形器时,其踝部的设计必须保持一定的刚度,不可弯曲。如削减材料,把切割线向后方移动,新矫形器在跟部会变得非常狭窄,容易断裂。可以在修改时改变其在跟区的横截面积而增加这部分的柔软度,从而满足患者所需的踝关节活动范围。

　　3. 热成型塑料铰链式踝足矫形器　踝足矫形器可装配上不同设计的塑料或金属链,以控制关节活动度。亦可在铰链部分加上弹簧、阻力装置或油压装置,以辅助或抑制关节活动。阻力装置铰链式小腿矫形器,以单向离合器原理设计,同时可以通过调校来调整活动度。油压装置链式小腿矫形器的油压装置连接于足踝铰链外侧,其中的一个小弹簧在站立相后段协助改善过

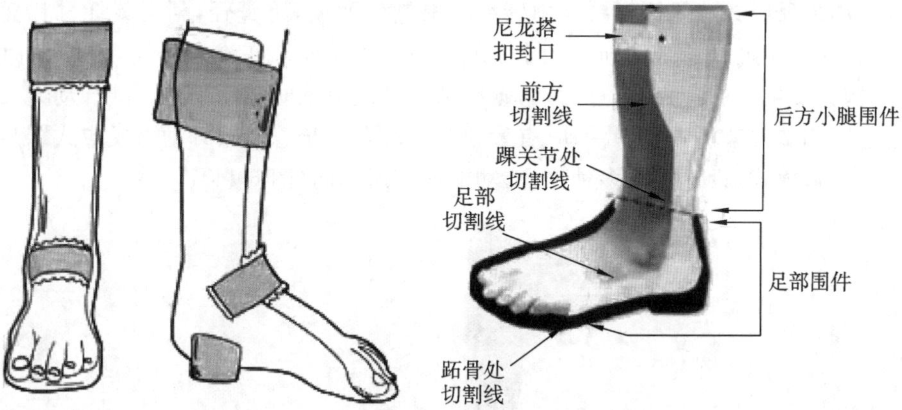

图 6-8 热成型塑料非铰链式踝足矫形器

度足尖离地及摆动相中的背屈动作。足踝的旋转性动作可通过凸轮装置转换成油压装置的线性压缩，而油压装置的阻力可抗衡足踝屈（图 6-9）。

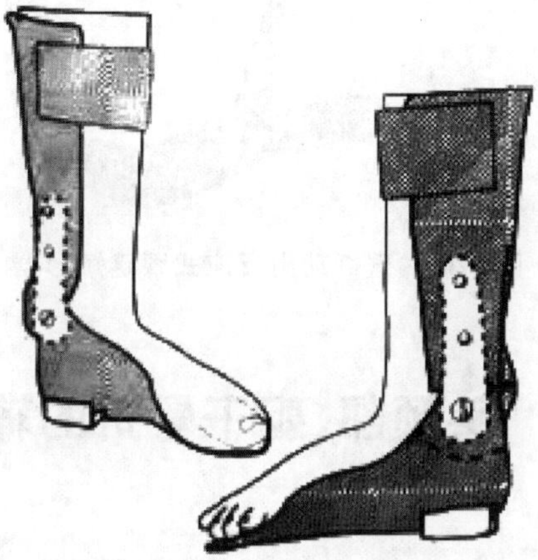

图 6-9 热成型塑料铰链式踝足矫形器

4. 地面反作用力反应式踝足矫形器 与一般热成型塑料铰链式踝足矫形器相反，为后开放式设计，可做固定式或带限制背屈铰链。其功能是协调地面反作用力与矫形器结构的相互作用，从而对膝关节及其上方组织的运动产生影响（图 6-10）。

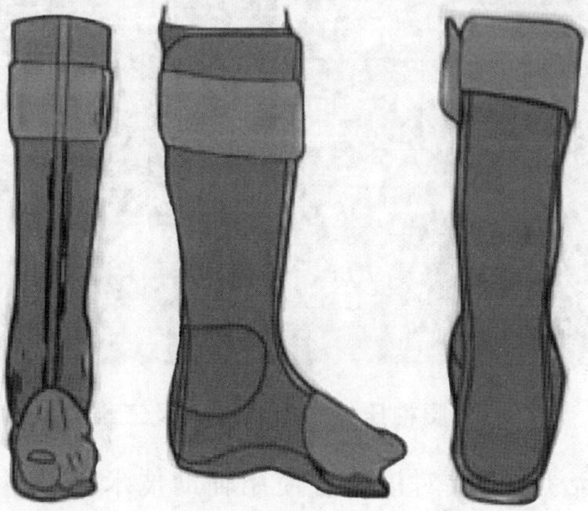

图 6-10 地面反作用力反应式踝足矫形器

5.碳纤动力反应式踝足矫形器　由碳纤材料制作而成,重量轻,利用碳纤材料变形储能的特点,在患者站立相足跟着地时抗压,同时允许一定的屈曲。在推进前期,借助地面的反作用力,碳纤结构会发生弯曲,而在推进后期,碳纤结构恢复原状时辅助推进。碳纤动力反应式踝足矫形器通过影响踝关节的一连串活动,有效地改善患者的步态。碳纤动力反应式踝足矫形器大多应用工业制造模式,设计样式多种多样,功能亦有所不同(图 6-11)。

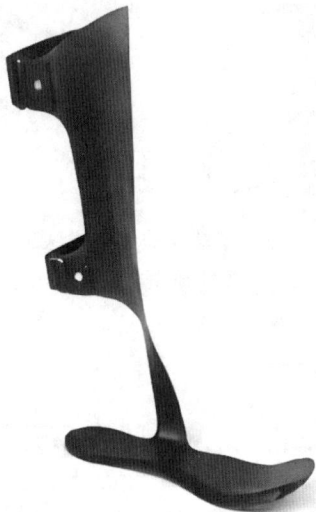

图 6-11　碳纤动力反应式踝足矫形器

学习情境七　头颈部、躯干骨折的辅助技术咨询

扫码看课件

📝 学习情境描述

患者,女,59 岁,1 天前不慎跌坐,致腰部疼痛,伴活动受限,双侧下肢有麻木感,急诊摄片示"腰椎压缩性骨折"(图 7-1)。

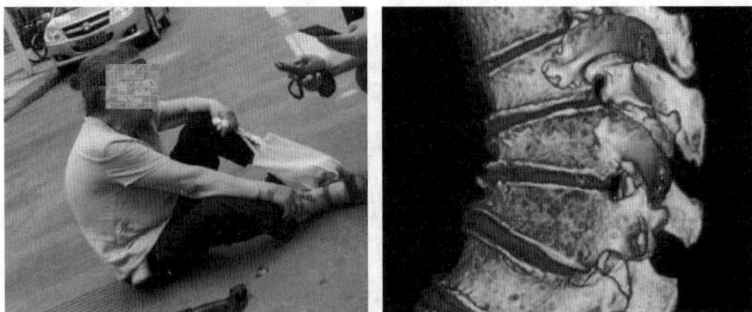

图 7-1　腰椎压缩性骨折原因及三维 CT 图

骨伤科医生建议保守治疗,需要对该患者使用辅助技术。应患者家属要求,你已来到医院与患者及家属见面。你应如何开展康复辅助技术咨询？请为患者制订相关的康复辅助技术咨询方案。

🎯 学习目标

（1）了解头颈部、躯干骨折引起的运动功能障碍。

（2）通过学习头颈部、躯干的解剖学及生物力学知识，熟悉不同功能障碍的临床表现、评定方法，以及头颈部、躯干常用辅具类型及适应证等知识，制订有针对性的康复辅助方案，正确地完成其康复辅助技术的 SOAP 流程。

（3）在整个 SOAP 流程中，注重团队配合，关爱患者，运用人际沟通技巧与患者及家属进行良好的沟通，能够对患者及家属进行康复宣传与康复教育。

📬 任务书

姓名：　　　　　　　　　　班级：　　　　　　　　　　学号：

任务分析		临床表现与特点	
		康复要点	
		辅助技术选择	
		注意事项	
任务实施	S	主诉	
		症状	
		特殊问题	
		现病史	
		过去史	
	O	视诊	
		触诊	
		运动检查	
		神经检查	
	A	分析结果	
	P	康复辅助方案	

注意：完成工作任务后，康复辅助技术咨询师必须明确以下方面。

（1）症状的主要来源：如患者是否为解剖结构上的问题、意识行为问题等。

（2）造成症状的各种因素：如环境、行为、情感、躯体或生物力学因素。

（3）需要重复检查的内容：可以作为病情好转或恶化的标志性内容，并用 * 号加以标注。

（4）在体格检查（客观检查）中的注意事项和禁忌证。

（5）疾病的预后受很多因素影响，如损伤的范围和阶段，患者的期望、性格及生活方式等。

（6）如何更好地对患者及其病情进行管理并提供更有效的措施与建议？

👥 任务分组

班级		组号		指导教师	
组长		学号			

续表

组员	姓名	学号	姓名	学号

任务分工	

获取信息

了解本学习情境需要掌握的内容(包括头颈部、躯干的解剖学及生物力学知识),熟悉不同功能障碍的临床表现,并收集相关资料。

引导问题

1. 请详细解释作用于腰椎的主要力有哪些,以及这些力如何影响腰椎的稳定性和功能。

2. 在头颈部、躯干骨折的康复辅助技术咨询中,如何结合腰椎受力与负荷分析来制订个性化的康复计划?

3. 请描述正确的姿势和腰椎运动模式对头颈部、躯干骨折患者康复的重要性。

4. 在日常生活中,哪些不良姿势或运动习惯可能导致腰椎负荷增加,进而加剧头颈部、躯干骨折的症状或延缓康复进程?

小提示

1. 作用于腰椎的力 脊柱在保持姿势或不同运动过程中,都可能受到不同作用力的影响,这些作用力能够形成合力。合力的分力在脊柱不同部位、空间或方位产生作用,据此,可将作用于脊柱的分力分为压力、剪切力、屈曲力和旋转力。

脊柱的压力,即垂直作用于椎间盘水平截面的分力。平行作用于椎间盘的分力被视为剪切力。使脊柱围绕位于椎间盘内的旋转中心屈曲或旋转的分力分别称为屈曲力和旋转力。这些分力是脊柱受压、屈曲、旋转和运动的基础,也可能是导致脊柱损伤或病变的根源(图 7-2)。

作用于脊柱的力可来自外部,也可来自机体本身,主要包括重力、惯性、肌肉的应力、筋膜和韧带的牵张力、腹内压力。

(1)重力:重力是对身体的不同部分施加的垂直力,力的大小与其质量成正比。当人直立时,躯干、头和手臂的质量会对腰椎施加相当于体重5%的垂直作用力。

(2)惯性:当加速或减速时,身体节段的质量能够产生更大的惯性。根据牛顿运动第二定律(力等于质量和加速度的乘积),力与加速度成正比(加速度=速度变化÷时间)。飞行员从飞机弹出时所承受的很高的垂直加速度会对脊柱产生冲击性的压力,这足以导致椎体骨折。同理,臀部着地跌倒产生的减速度足以导致椎体骨折。

(3)肌肉的应力:背肌和腹肌的作用为保护脊柱,维持脊柱于直立位置,防止其过度屈曲和轴向旋转,然而,因为许多躯干肌与脊柱长轴平行,所以当背肌产生保护和拉动脊柱的张力时,也会

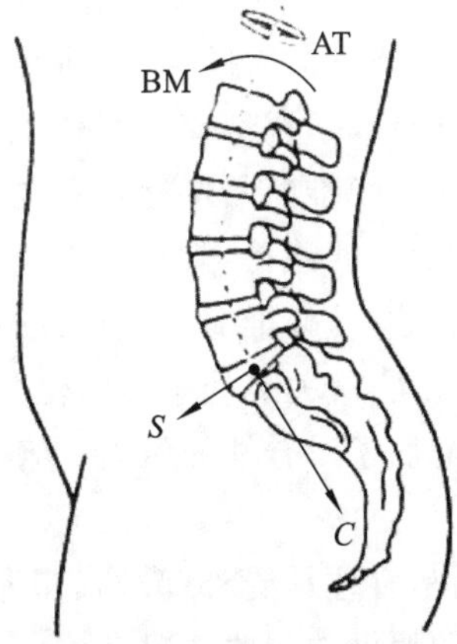

图 7-2　作用于腰椎的分力

C,压力;S,剪切力;BM,矢状面屈曲力矩;AT,轴向旋转力矩

同时防止腰椎承受过大的压力。在放松的直立位或坐位,肌肉作用于椎间盘的压力,约相当于体重的 2 倍;而在活动,如前屈或抬起重物时,背肌需要产生更大的力来克服上半身的重力作用。

(4)筋膜和韧带的牵张力:腰椎的连接除依靠椎间盘组织外,筋膜和韧带也发挥了重要的作用。腰椎主要的韧带有 9 条,分别为前纵韧带、后纵韧带、椎体侧方韧带、黄韧带、关节囊韧带、横突间韧带、棘上韧带、棘间韧带和髂腰韧带。筋膜和韧带是被动结构(不收缩),当它们伸展时,可以承受较大的张力。当一个人前屈触摸脚趾时,上半身产生的前屈力必须由被动组织(如椎弓的韧带、骶棘肌筋膜和腰背筋膜等)的张力来对抗。当脊柱屈曲时,被动组织伸展,储存弹性势能;当恢复直立时,则释放弹性势能。因此,做体力劳动时,脊柱应该充分屈曲以使腰背筋膜紧张,但是过度的前屈易使脊柱压力增大,导致椎间盘突出,故应予避免,尤其中老年及重体力劳动者。

(5)腹内压:在抬举过程中升高腹内压是一种自肩膀至骨盆直接传递负荷的方式,从而减少对于脊柱的压力。憋住呼吸可以升高腹内压,产生主观的脊柱稳定感。轴向旋转躯干可以导致腹内压异常升高。使用腹带的目的是产生较高的腹内压,以便减少抬举物品时对脊柱的压力(可减少约 15% 的压力)。这在腰椎损伤或发生病变时广泛应用,以帮助维持脊柱于平直位(中度屈曲)而不是在前屈或后伸位置,以举重运动员的伤后治疗最为典型。此外,腹带可以减少突然承受负荷时脊柱产生的屈曲活动,对脊柱起保护作用。值得注意的是,腰腹带的宽厚部分应该放置在靠近脊柱的位置而不是靠近它所要支持的腹壁。

2.腰椎负荷

(1)身体位置对腰椎负荷的影响:腰椎是脊柱主要的承重部位,也是脊柱载荷研究的主要对象。由于腰椎处于脊椎的下部,负荷重,又是活动段和固定端的交界处,因而损伤的概率大,成为腰痛最常发生的部位。

①直立位:正常的直立位下,关节及椎间盘传导重力,韧带维持姿势,躯干、双上肢和头部的重量可经椎间盘均匀传到椎体各部。在放松直立位时,椎间盘压力受椎间盘内压、被测部位以上的体重和运动节段肌应力的影响。临床上椎间盘脱出不只是由于受压,更主要的原因是椎间盘内应力分布不均匀。脊柱前屈易使椎间盘向背侧膨出,而在腹侧回缩,若有旋转运动,则增加旋转载荷,椎间盘上应力进一步增加。若姿势不正确,如腰椎前凸增加,则重力后移到关节突关节,可以引起关节退变,腰椎后凸增加,进而易引起韧带慢性劳损。

②坐位:在放松而无支撑的坐位时,腰椎所承受的载荷比放松直立位时要大,腰椎后部韧带紧张,应力增大,椎间盘受压增加。这与骨盆后倾,腰椎前凸消失,身体重力中心移向脊柱前方,椎间盘受压和力矩加大有关。支撑坐位时,背部支持身体上部的部分重量,故腰椎载荷要小于无支撑坐位时。当坐有腰托的坐椅时,腰椎前凸接近直立位,负荷也较小。

③卧位:仰卧位时,因没有体重产生的载荷,脊柱承受的载荷量最小。屈膝仰卧时,即髋和膝关节在有支撑下屈曲时,由于腰肌放松,腰椎前凸变直,椎间盘负荷减少。因此椎间盘突出患者屈膝仰卧比伸膝仰卧时疼痛减轻。当髋关节处于半屈位并进行腰部牵引时,载荷可以进一步减小。伸髋仰卧位时腰大肌紧张,增加了对脊柱的压力。俯卧时,腰椎前凸增加,因肌肉牵拉而增加了腰椎间盘的负荷。

(2)外部载荷:提举或携带物品是脊柱承受外部载荷最常见的情况。提物对脊椎负荷的影响,与物体的大小、轻重、运动方式和腰椎的屈曲情况有关。外部载荷对脊柱载荷的影响主要取决于:①物体重心与脊柱运动中心的距离;②脊柱屈曲和旋转程度;③物体的形状、体积、重量和密度。物体重心与脊柱运动中心之间的距离越小,腰椎负荷也越小。如贴近身体持物,可以减少作用于腰椎上的屈曲力力矩,从而使加载到腰椎上的负荷减少。反之,物体距离身体越远,脊椎负荷越大。质量和密度相同的物体,物体重心随其形状变化而变化,腰椎载荷仍以物体重心与脊柱运动中心的距离为参考依据。体积较大物体产生的重力臂较长,则腰椎载荷也较大。在屈曲动作中,相比直立状态,阻力力矩会增加,从而导致腰椎承受更大的负荷。直腰屈膝提物时,脊椎负荷较小,劳损也较轻。因此,劳动姿势不正确是造成腰部损伤的常见原因。提举重物时,应以缩短重力臂为原则,故避免腰部前屈提举,而采用屈髋后的提举方式,可以减少脊柱的负荷,防止腰部受伤。

3. 姿势与腰椎运动

(1)体位对腰椎运动功能的影响:如前所述,体位对腰椎负荷的影响极大。姿势不正确时,如腰椎前凸增加,则重力后移到关节突关节,可引起关节退变,而胸椎后凸增加时,则易引起韧带慢性劳损。人体在背、抬、搬、推、提重物等时,腰椎所承受的外力更大,尤其是腰椎下部受力更大;除所搬物体的重量外,腰椎所承受的外力还与物体的大小、搬物方式及腰椎屈曲等情况有关。因此,不正确的劳动姿势是造成腰肌劳损和产生腰背疼痛的常见原因。

(2)姿势与椎间盘的力学:很小的姿势改变就会对椎间盘纤维环内的压力分布产生很大的影响。中立位承受的压力负荷通常会在后侧纤维环内呈现很小的压力峰值,在整个髓核和前侧纤维环内,这种压力平均分布。在前凸姿势中,椎间盘的应力峰值增加;中度屈曲位时,整个椎间盘的应力呈均匀分布,在完全屈曲位时,前侧纤维环会出现峰值压力;在完全伸直时后侧纤维环内的峰值压力会异常增高。

姿势也会影响髓核的静水压。施加500 N的压力时,髓核的压力在后伸4°时比中立位时低40%,因为在后伸位时,邻近椎体的椎弓会紧密地挤压在一起,从而抵抗更多的压力。在完全屈曲位时,髓核的压力加倍,这与被牵张的韧带压迫椎间盘有关。

(3)姿势与椎间盘的营养:保证正常椎间盘内细胞代谢物的供给是维持椎间盘结构和功能的基础,椎间盘的退变与代谢物运输能力减退有关,并受体位或姿势因素影响,主要通过改变弥散过程和液体流动来实现。

(4)姿势与脊神经根:姿势对椎间孔内的脊神经根产生影响。与中立位相比,中度屈曲可以增加椎管的横截面积至12%,后伸则降低15%。在前屈位、中立位和后伸位,椎间孔内神经根受压比率分别为5%、21%和33%。在完全后伸位时,黄韧带向前膨胀,可导致姿势性椎管狭窄。腰椎屈曲可以减少神经根所受的压迫,但可以增加神经根的张力。被瘢痕组织束缚的周围结构中的神经根易于受到压迫刺激,这是导致腰痛的重要原因之一。

(5)姿势与肌肉活动:姿势影响到腰腹肌的三个特性,即长度、牵拉椎体的角度和相对于旋转中心的力臂,其中受影响最大的是长度。

当拉伸到"静息时肌肉长度"的100%～110%时,肌肉会产生最大的主动性张力;当肌肉短缩、横桥连接形成减弱时,主动张力会降低。另外,肌肉还可受到来自其非收缩性组织产生的被动张力的影响,被动张力随肌肉拉伸延长而增加。当脊柱处于中立位时,躯干肌处于静息位置;挺直站立时,腰椎后伸12°,腰肌轻度缩短,屈曲位时则拉伸延长。腰肌的肌力也随屈曲角度增加而增加。

后伸姿势时,骶棘肌在一个逐渐增加的角度下向后牵拉腰椎,并限制作用于椎体的重力向前的剪切力。

(6)侧屈姿势:在用力不对称的体力劳动和不适当的姿势中,侧屈及合并前屈的侧屈姿势非常常见。由于椎间盘左右径较前后径大,两个椎体在冠状面一定角度的运动可以导致椎间盘周围纤维环在垂直方向上的变形,且变形程度也较矢状面同样的运动幅度大,即同样角度的运动在冠状面产生的峰值应力比在矢状面产生的峰值应力大。同样,冠状面上小角度的脊柱屈曲就可能在同侧关节突关节产生很大的压力,在对侧关节囊产生很大的张力。可以推断,涉及冠状面和矢状面内角度运动的姿势能够在椎间盘、关节突关节和椎间韧带产生非常大的应力。而前外侧的屈曲可以在后外侧的纤维环产生很大的应力集中。应力集中、屈曲和压迫共同影响椎间盘脱出的敏感性。侧屈通常合并轴向旋转,压迫、屈曲和轴向旋转共同作用,可直接导致椎间盘后外侧纤维环和内层椎间盘压力的异常增大,这可能导致椎间盘损伤,是促发腰椎间盘突出病变的重要机制。

(7)姿势评定:不同姿势对腰椎的结构和功能产生影响,一些不良的姿势甚至可以导致严重后果。因此,保持对机体有益的姿势,避免不良姿势的影响,已成为人们的共识。

①良好姿势的标准和评定:有益的姿势具有一些共同的生物力学和功能特征。一般认为,与前屈位相比,后伸位可以减小髓核的压力,并降低脊柱的负荷。而事实上,后伸姿势可减小髓核压力仅仅是因为它将负荷转移到后侧纤维环和关节突关节,而且这种姿势还能通过分散椎间盘与椎弓之间的载荷来增强运动节段的稳定性。但过度后伸时,因其活动范围超过了许多局部组织构件的生理极限,则增加了损伤和病变的可能,如在完全屈曲和过度屈曲位时,拉伸的后侧纤维环增加了椎间盘后方脱出的风险。腰椎后侧结构(而不是髓核)的变化成为腰痛的常见根源。腰椎不要过度屈曲和后伸,保持适度最为重要。中度屈曲时,从生物力学和营养学的角度看,都有较显著的益处。在腰部姿势中,一般来说,在静态下保持轻度屈曲,在运动中保持轻度后伸都是可取的方式,有一定益处。腰椎曲度增加,危害也随之增加,过多的腰椎屈曲更是如此,长时间的完全屈曲将严重减弱腰肌保护腰椎的能力。而在适度负重和大负荷负重时,轻至中度的腰椎曲度变直在抬举中是有益处的,因为它降低了椎间盘内的胶原纤维的应变峰值,减少了需要稳定腰椎的肌肉的活动。对于抬举重物者,腰椎需要采取适度前凸姿势来保持平衡,降低其过度屈曲的风险。理想的姿势应该是最小或最少的肌肉活动就可以保持脊柱的稳定,同时对组织的损伤也最小。因此,保持腰椎前凸位有利于减轻疼痛和避免组织进一步受损。

②姿势调整:实际上,没有一个单一的姿势能够维持很长时间。腰部组织结构复杂,要满足不同部位、各类特性组织对神经支配和血液供应的需求,又能充分地实现其功能是很困难的。因此,适时的姿势调整非常必要,这可以缓解或纠正被压或收缩的组织内的血流受限,保持组织

结构和功能的完整。因此任何关于好的站或坐的姿势的建议都必须与间歇性姿势调整紧密结合。

🕐 工作计划

(1)小组进行分工,完成下表内容。

步骤	工作内容	负责人
S		
O		
A		
P		

(2)制订耗材、评估工具清单。

序号	名称	型号与规格	单位	数量	备注

(3)按照 SOAP 流程制订头颈部、躯干骨折患者的康复辅助技术咨询方案,初步填写任务书。

💡 进行决策

小组内讨论每个同学的康复辅助技术咨询方案,分析优劣,综合每位同学的意见,确定小组的最终康复辅助技术咨询方案。教师结合各小组完成情况进行点评,修正最终方案。

👨‍🔧 工作实施

(1)按照本组制订的计划(最终方案)对标准化患者实施康复辅助技术咨询。
(2)康复辅助技术咨询一般步骤。

任务步骤		任务程序	注意事项
S	主诉	问清现存症状的形式、范围、深度、性质、程度,异常感觉及症状间关系	①有效倾听; ②善于引导患者谈话; ③多采用开放式谈话,少用闭合式谈话; ④减少专业术语的使用; ⑤注意沟通的完整性,重视患者反馈的信息; ⑥处理好谈话中的沉默; ⑦善于使用积极的言语,避免使用伤害性言语
	症状	问清加重因素、缓解因素	
	特殊问题	了解全身健康状况	
	现病史	记录现有症状开始和改变的时间	
	过去史	记录先前相关病史信息	

续表

任务步骤		任务程序	注意事项
O	视诊	检查腰部皮肤是否有肿胀、淤青或畸形；观察患者站立和行走时的姿势	①测量时充分暴露被测量关节，先确定骨性标志，再放置量角器；②如关节活动受限，先测量关节的主动活动度，后测量被动活动度，分别记录；③评估受力时，对比左右侧（健患侧），且最好先检查健侧以确定施加阻力的大小；④检查中应给予适当鼓励性的指令，以便提高受检者的主观能动性
	触诊	触按找寻压痛点；评估腰部肌肉的紧张度	
	运动检查	检查脊柱的稳定性，包括脊柱做屈伸、侧屈和旋转等动作时的稳定性；评估患者下肢的运动功能，包括肌力、肌张力和协调性等	
	神经检查	检查患者下肢的感觉功能，包括触觉、痛觉和温度觉等；检查深反射、浅反射	
A	分析结果	根据各项主观检查、客观检查结果和运动解剖学、生物力学知识进行综合分析与总结，得出功能障碍分析结果	—
P	制订计划	根据明确的分析结果，为患者有针对性地制订康复辅助计划	①根据患者的具体情况（如骨折类型、手术方式、康复阶段等）选择合适的康复辅具；②确保辅具正确佩戴并固定牢固，避免过紧或过松而影响康复效果

👍 评价反馈

　　学生进行自评，评价自己能否完成头颈部、躯干骨折的辅助技术咨询的学习，能否按时完成整个 SOAP 流程和填写任务书，有无任务遗漏。教师对学生进行评价的内容：报告书写是否工整、规范，报告内容数据是否出自实训、真实合理，阐述是否详细，认识体会是否深刻，结果分析是否合理，是否达到了实训的目的。

　　(1)学生进行自评，并将结果填入下面学生自评表中。

班级： 姓名： 学号：

学习情境：

评价项目	评价标准	分值	得分
主观评估	通过谈话问清现存症状，获得有效信息	10	
客观检查	准确、合理、规范地完成所需评估项目	10	
结果评定	准确分析功能障碍结果及形成因素	15	
辅助计划	提供准确、有效的辅助计划和康复建议	15	
工作态度	态度端正，无无故缺勤、迟到、早退现象	10	
工作质量	能按计划完成工作任务	10	

评价项目	评价标准	分值	得分
协调能力	与小组成员、其他同学之间能合作交流,协调工作	10	
职业素质	关爱残疾人,有爱心、耐心、细心、责任心	10	
创新意识	运用 SOAP 流程拓展工作	10	
合计		100	

(2)学生以小组为单位,对学习的过程与结果进行互评,将互评结果填入下面学生互评表中。

学习情境									评价对象(组别)					
评价项目	分值	等级							1	2	3	4	5	6
职业素养	15	优	13~15	良	10~12	中	7~9	差	0~6					
工作效率	10	优	9~10	良	7~8	中	5~6	差	0~4					
计划合理	15	优	13~15	良	10~12	中	7~9	差	0~6					
方案准确	15	优	13~15	良	10~12	中	7~9	差	0~6					
团队合作	10	优	9~10	良	7~8	中	5~6	差	0~4					
组织有序	10	优	9~10	良	7~8	中	5~6	差	0~4					
操作规范	10	优	9~10	良	7~8	中	5~6	差	0~4					
成果展示	15	优	13~15	良	10~12	中	7~9	差	0~6					
合计	100													

(3)教师对学生工作过程与工作结果进行评价,并将评价结果填入下面教师综合评价表中。

学习情境		评价标准	分值	得分
工作过程 (50%)	S(10)	有效倾听	3	
		谈话技巧合理;能较好处理谈话中的沉默	4	
		注意沟通的完整性,重视患者反馈的信息	3	
	O(10)	评估内容合理、安全、有效	4	
		操作位置准确	2	
		评估顺序标准	2	
		评估中使用恰当指令,以提高患者的主观能动性	2	
	A(10)	基础知识运用合理	2	
		准确分析功能障碍的影响因素	4	
		评定结果准确	4	

评价项目		评价标准	分值	得分
工作过程 （50%）	P（20）	提供准确、有效的辅助计划	10	
		开展有针对性的康复教育	5	
		针对患者的期望给予回复	5	
职业素养 （20%）	思政目标	关爱残疾人，有爱心、耐心、细心、责任心	5	
	工作习惯	具有安全意识、责任意识、服务意识	5	
	工作态度	积极参加教学活动，按时完成评价表，遵守考勤制度	5	
	团队精神	具有团队合作能力和与团队成员有效交流的能力	5	
项目成果 （30%）	工作完整	能按时完成任务	5	
	工作规范	能按规范要求开展 SOAP	10	
	辅具报告	能针对情境设计辅助计划	10	
	成果展示	能准确表达并汇报工作成果	5	
合计			100	

（4）综合评价表如下。

自评（20%）	小组互评（30%）	教师评价（50%）	综合得分

学习情境的相关知识点

躯干解剖

躯干解剖见图 7-3 至图 7-9。

图 7-3　椎骨间连结

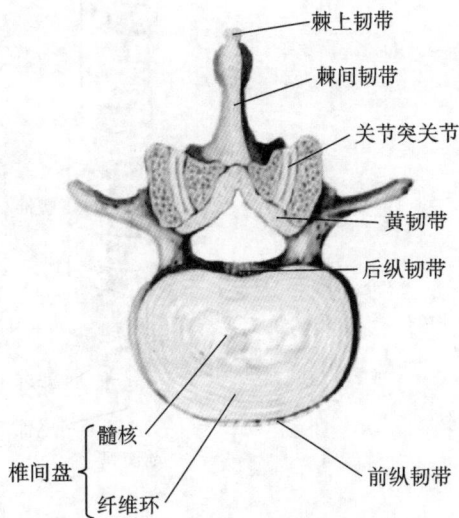

图 7-4　椎间盘和关节突关节

79

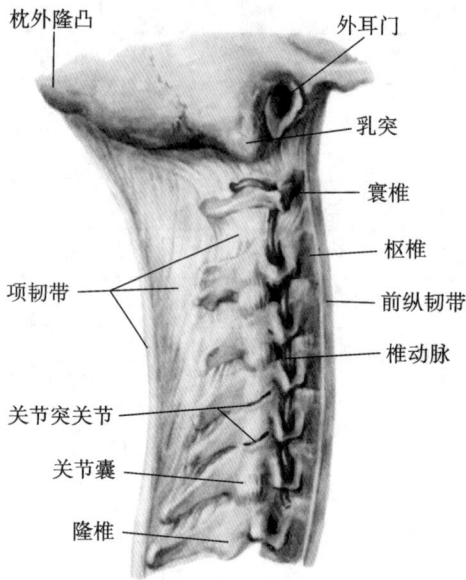

图 7-5　项韧带

枕外隆凸
外耳门
乳突
寰椎
枢椎
前纵韧带
椎动脉
项韧带
关节突关节
关节囊
隆椎

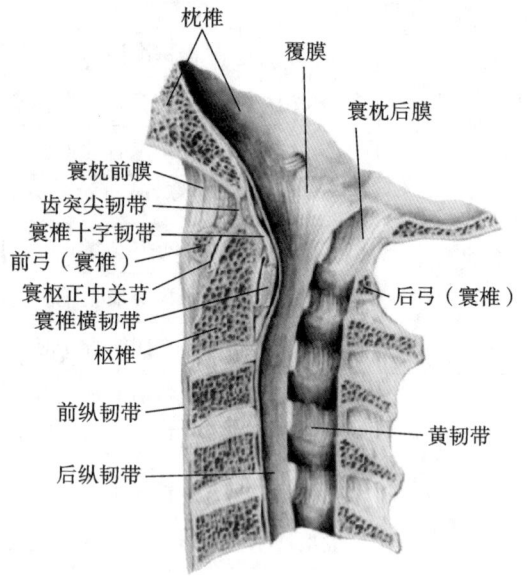

图 7-6　寰枢正中关节

枕椎
覆膜
寰枕后膜
寰枕前膜
齿突尖韧带
寰椎十字韧带
前弓（寰椎）
寰枢正中关节
寰椎横韧带
枢椎
后弓（寰椎）
前纵韧带
后纵韧带
黄韧带

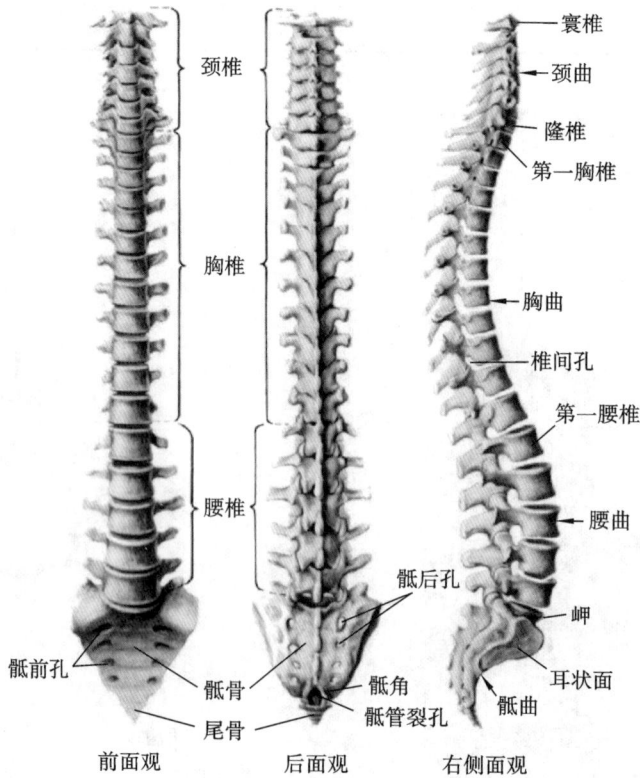

图 7-7　脊柱

颈椎
胸椎
腰椎
寰椎
颈曲
隆椎
第一胸椎
胸曲
椎间孔
第一腰椎
腰曲
岬
耳状面
骶曲
骶后孔
骶前孔
骶骨
尾骨
骶角
骶管裂孔
前面观
后面观
右侧面观

(a) 外侧面观   (b) 上面观

图 7-8 肋椎关节

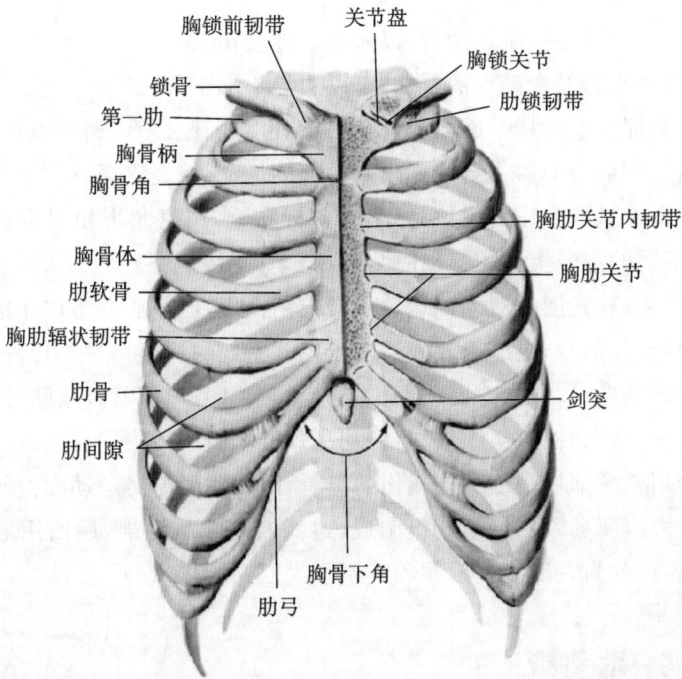

图 7-9 胸肋连结

头颈部、躯干常用评定

见王玉龙、周菊芝主编的《康复评定技术》。

头颈部、躯干常用辅具

1. 头部矫形器 一般采用高温热成型塑料制作头部矫形器,内部填充泡沫以抵抗外来打击。为患者制作保护性头盔时需要对患者的头部取石膏阴型。石膏阴型一般取到患者的发际线,浇注石膏阳型和修型后模塑制成。如果需要,头部矫形器可以不必与皮肤紧密接触。保护性头盔可以根据头围进行预制,并有很多类型供选用(图7-10)。

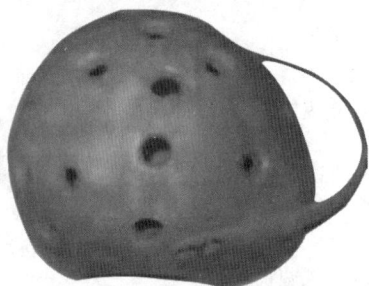

图 7-10　保护性头盔

1)功能　头部矫形器的主要作用是覆盖骨的缺损部位,保护头部。头盔作为硬质覆盖物具有保护头部免于受伤的作用。

2)适应证

(1)通常用于骨缺损或者部分骨修补术后。

(2)也用于一些不能自主控制运动者,以避免头部受伤。

(3)也可用于一些头部发育畸形的婴幼儿,以引导头部正常发育。

3)禁忌证　因头部皮肤疾病不能耐受头盔的患者以及有心理障碍的患者。

2. 颈部矫形器　颈部矫形器主要用于限制颈部的运动,减轻疼痛。

1)软式围领　由聚氨酯泡沫为主体制作,外包棉布套,用尼龙搭扣固定和调节松紧。该矫形器为预制品,有不同的型号供选用。随时装配,基本不用调整。

(1)生物力学作用:软式围领对颈椎运动没有控制作用,但它通过与皮肤接触形成一种运动感觉提示,当患者活动颈部时,提醒患者需要自行控制受伤的颈椎。对于脊柱轻度损伤患者,该矫形器具有佩戴舒适的特点,并且对受伤部位具有保暖功能,增加其舒适感(图7-11)。

(2)适应证:用于治疗颈椎软组织损伤,特别是颈椎软组织挥鞭样损伤。

(3)禁忌证:禁用于颈部韧带或颈椎损伤的患者,因该矫形器对运动无控制作用。

2)硬式围领　多由薄的聚乙烯塑料板制成,边缘镶有塑料海绵,后面用尼龙搭扣固定。该矫形器多为预制品,可分为一般硬式围领和可调硬式围领(图7-12)。

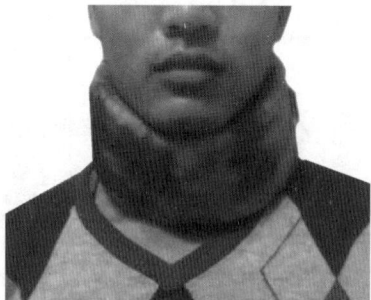

图 7-11　软式围领

图 7-12　硬式围领

(1)生物力学作用:对颈部运动有一定的控制作用。由于作用的力臂短,只能限制中段颈椎的运动,对前屈有一定的限制作用,但对颈椎的后伸、侧屈和旋转运动的限制作用小。

(2)适应证:用于治疗较严重的颈部软组织损伤和颈椎病,预防颈部瘢痕组织挛缩等。

(3)禁忌证:禁用于颈椎骨折和颈部韧带损伤患者。

3)钢丝颈托 根据患者颈部形状和测量数据,由钢丝制作,外衬软性材料(图7-13)。

图7-13 钢丝颈托

(1)生物力学作用:该矫形器仅能够限制颈椎中轴的屈曲运动。但因力臂较短,不能控制过伸、侧屈以及旋转。

(2)适应证:用于预防和治疗颈部烧伤后整形术后的挛缩和颈部畸形。

(3)禁忌证:禁用于颈椎骨折和颈部韧带损伤患者。

4)费城颈托 由聚乙烯泡沫塑料板和硬塑料板材制成,分为前、后两片,在两侧由尼龙搭扣固定。有的前片带气管插管开口孔,适用于有气管插管的患者。该矫形器为预制器,有不同的型号供选用(图7-14)。

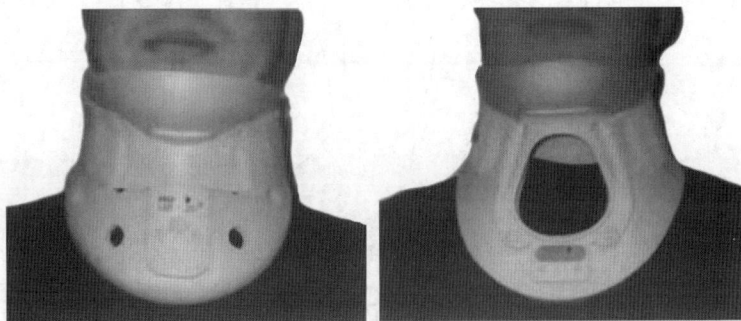

图7-14 费城颈托

(1)生物力学作用:通过与颈部全面接触,能提供轻度的控制颈部运动的作用。

(2)适应证:主要用于中段颈椎的扭伤、拉伤以及稳定的骨性和韧带组织损伤。此外,它还适用于从需要较稳固的外固定阶段过渡到需要持续数周至数个月固定治疗的康复过程。

(3)禁忌证:禁用于下颌、枕部、胸骨或上胸部不能受压的不稳定损伤患者。

5)胸枕颌矫形器(SOMI颈托) 由金属板或塑料板外衬海绵制作的下颌托、胸托支撑杆、骨托和固定带等组成,为杆式结构,支撑杆位于前侧方,后方由固定带固定,方便患者卧床使用和卧床穿戴(图7-15)。

(1)生物力学作用:通过端点控制,限制矢状位上的前屈运动。但对颈部后伸控制作用弱。

图 7-15　胸枕颌矫形器（SOMI 颈托）

（2）适应证：主要用于颈椎关节炎、骨椎融合术后和颈椎稳定性骨折的固定，也常用于 Halo 矫形器去除之后的颈固定。

（3）禁忌证：禁用于不稳定颈椎损伤，特别是不稳定的过伸型颈椎损伤患者。

6）杆式颈椎矫形器　多由金属杆、塑料板和固定带制成，包括下颌托、胸托、枕托和后背托（它们由金属杆连接）。根据金属杆的数量，该类矫形器可分为二杆、三杆和四杆矫形器。该类矫形器为预制品，有不同的型号供选用。有的可根据患者情况调整高度（图 7-16）。

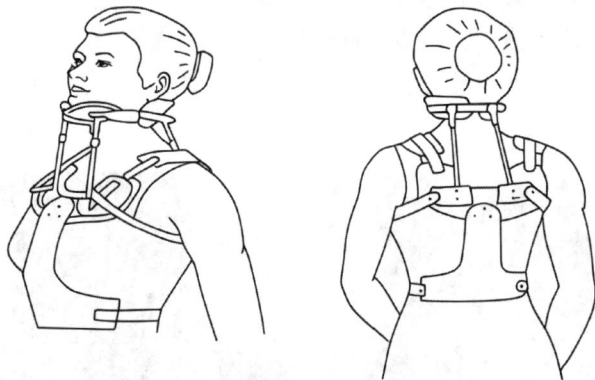

图 7-16　杆式颈椎矫形器

（1）生物力学作用：能较好控制颈部前屈、后伸和侧屈运动，有轻度限制颈部旋转的作用。

（2）适应证：适用于中段颈椎的稳定性骨折、关节炎等患者。

（3）禁忌证：禁用于颈椎不稳定性骨折，也禁用于下颌、枕部、胸部和背部不能忍受压力的患者。

7）定制-模塑颈椎矫形器　根据材料和制作方式分为两种类型。①高温热塑板材：由矫形器制作师在患者头颈部取石膏阴型，浇注石膏阳型和修型后，用高温塑料板在石膏阳型上模塑成型。②低温热塑板材：由矫形器制作师用低温板材在患者身上直接模塑成型。定制-模塑颈椎矫形器一般分为前、后两片，用固定带固定。为了进一步限制颈部的活动范围，可将固定范围向上延伸到头部，向下延伸到胸部，构成定制-模塑头颈胸矫形器（图 7-17）。

（1）生物力学作用：能较好控制颈部前屈、后伸、侧屈和旋转活动，尤其是头颈胸矫形器，能更好控制颈部的各向活动。

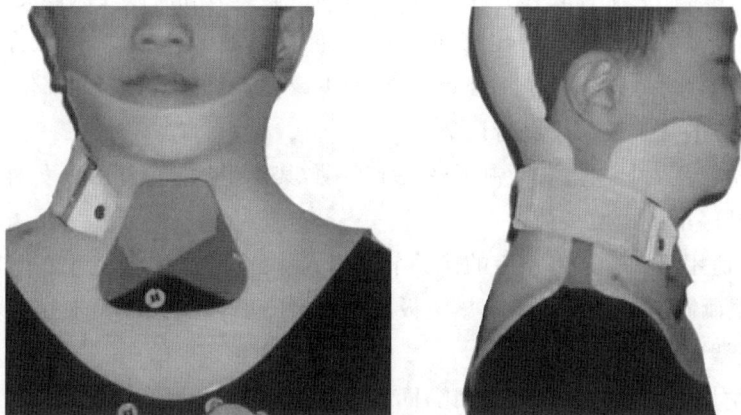

图 7-17 定制-模塑颈椎矫形器

（2）适应证：适用于颈椎骨折、脱位、韧带损伤，颈部严重损伤需术后固定的情况以及上、中胸椎稳定性骨折。

（3）禁忌证：开放性颈椎损伤、颈部皮肤不能忍受压力的患者。

8）头环式颈胸矫形器 又称为哈罗支具。它分上、下两部分：上部为一个带四个不锈钢顶尖螺丝的颅骨环，骨钉尖端穿透骨的外板固定头部；下部为用热塑板模塑的胸托板和背托板。中间以 4 根带螺杆的立杆相连，这些杆的长度均可调（图 7-18）。

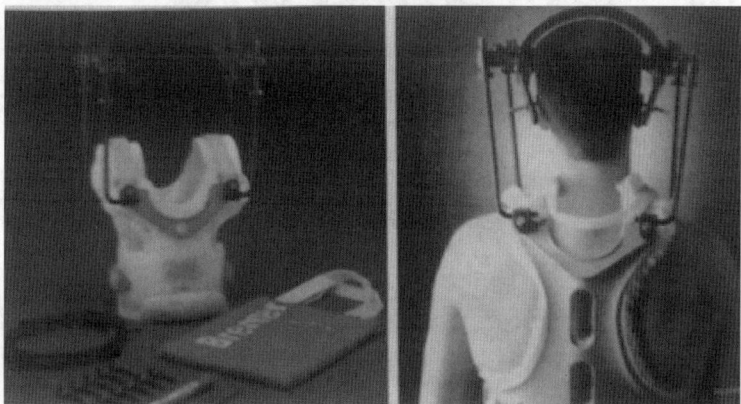

图 7-18 头环式颈胸矫形器

（1）生物力学作用：这种矫形器是所有颈形器中固定性能最好的。它能很好地固定头部，限制颈部活动。此外，这种矫形器的撑开牵引作用可以减轻颈椎的负荷，保持良好对线，避免骨折部位移位。

（2）适应证：适用于不稳定性骨折（尤其是 C1～C3 的不稳定性骨折）、颈椎骨折术后、颈部肿瘤切除术后等。

3.骶髂矫形器

1）骶髂带 一条软式固定带，多用帆布制成，置于髂棘与大转子之间，环绕骨盆。有时会增加左右两条绕过会阴部的带子以防止移位。

（1）生物力学作用：稳定骨盆，在水平面上增加耻骨联合及骶髂关节的稳定性。

(2)适应证:用于产后耻骨联合分离、创伤所致的骶髂关节分离以及骶髂关节劳损。

2)骶髂围腰 一种软式固定器,由帆布或弹力布制作,比骶髂带宽,围在骨盆的外面,前上缘、后上缘位于髂嵴水平,前下缘位于耻骨联合,后下缘位于臀部最隆起的部位。其周长可以通过前方、侧方、后方的带子或钩子进行调节。

(1)生物力学作用:固定骨盆,限制骶髂关节活动,其作用比骶髂带强。另外,还可增加骨盆区域局部压力,减轻下腰段的负荷。

(2)适应证:适用于产后或外伤后的骶关节分离、骶关节劳损和下腰痛患者。

3)定制-模塑骶髂矫形器 用高温热塑板材在患者石膏阳型上模塑成型,或用低温热塑板材在患者身上模塑成型。

(1)生物力学作用:与软式矫形器相比,固定骨盆作用更强,但舒适性较差。

(2)适应证:适用于各种骶髂关节损伤而需要较强固定的患者。

4.腰骶矫形器

1)软式围腰 由弹性布料、帆布或皮革制成,临床上品种较多,如弹性围腰、布围腰和皮围腰。此外还有一些特殊的围腰,如孕妇型弹性围腰和用于腹部肥大患者的围腰。有的围腰在其后部附加腰垫或在棘突的两侧、躯干的侧方、腹部附加与腰部曲线相符的弹性钢条,以增加固定效果(图 7-19)。

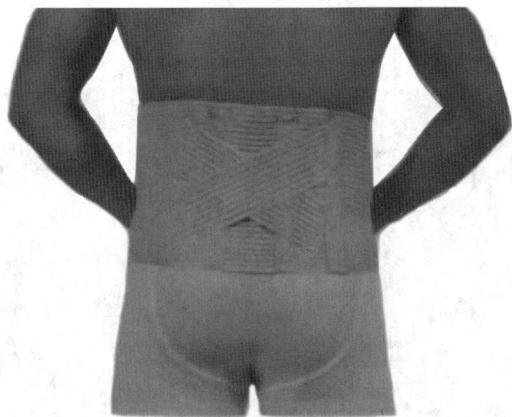

图 7-19 软式围腰

(1)生物力学作用:增加腹内压,减轻腰椎及腰肌的负荷。在矢状面和冠状面对腰部进行有限的固定,并通过感觉反馈来限制脊柱的运动。

(2)适应证:软式围腰是临床上应用较广泛的一类脊柱矫形器,适用于腰椎间盘突出症、腰肌劳损、腰扭伤等下腰痛患者。孕妇型弹性围腰能够减轻过大的腰椎前凸并能支撑隆起的腹部,以减轻怀孕引起的腰痛。

(3)禁忌证:禁用于严重呼吸障碍的患者。

2)屈伸控制式腰骶矫形器 又称为椅背式矫形器。由胸带、两根脊旁支条、骨盆带、束带和腹带组成。两根脊旁支条分别与胸带和骨盆带相连,并通过束带连接腹带(图 7-20)。

(1)生物力学作用:有 2 个三点力作用系统。其一是由胸带和骨盆带向前的压力与腹带向后的压力构成,以增加腹内压,减少腰椎前凸和脊柱负荷,限制腰椎后伸。其二是由胸带和骨盆带向后的压力与两个脊旁支条向前的压力构成,以限制腰椎前屈。

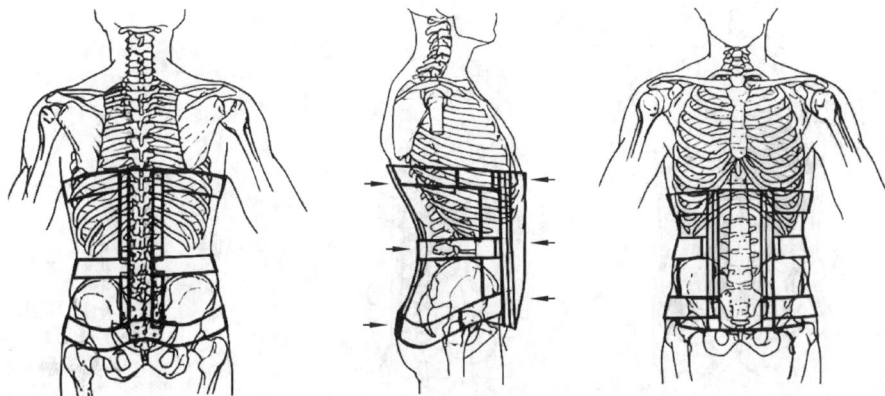

图 7-20 屈伸控制式腰骶矫形器

(2)适应证:用于腰椎间盘突出症、下腰痛、中腰段的稳定性骨折、腰椎失稳和滑脱等患者。

(3)禁忌证:禁用于胸腰椎不稳定性骨折患者。

3)屈伸侧屈控制式腰骶矫形器 又称为奈特腰椎矫形器。它由屈伸控制式腰骶矫形器加上侧方金属支条构成,因此在结构和功能上与屈伸控制式腰骶矫形器相似(图 7-21)。

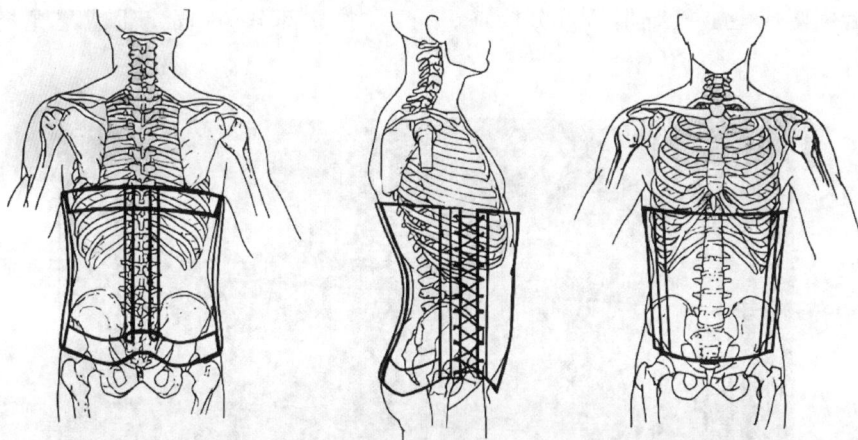

图 7-21 屈伸侧屈控制式腰骶矫形器

(1)生物力学作用:与屈伸控制式腰骶矫形器相同,但侧方金属支条增加了对腰椎侧向运动的控制。

(2)适应证:用于腰椎间盘突出症、腰椎结核、中腰段的稳定性骨折和腰椎滑脱等患者。

(3)禁忌证:禁用于胸腰椎不稳定性骨折患者。

4)后伸侧屈控制式腰骶矫形器 又称为威廉斯腰骶矫形器。它由胸带、骨盆带、侧方支条和腹带构成。与前两种矫形器相比,其特点是没有后背直条(图 7-22)。

(1)生物力学作用:通过三点力作用系统(胸带和骨盆带向前的压力,腹带向后的压力及侧方支条的作用),限制腰部的后伸和侧屈活动,但允许腰部的屈曲活动,使患者在坐位、立位和行走中腰骶段脊柱处于屈曲位,其次通过腹带增加了腹内压,减轻了腰椎和骶关节的承重。

图 7-22　后伸侧屈控制式腰骶矫形器

（2）适应证：主要用于腰椎峡部裂以及腰椎滑脱，也可用于腰椎前凸、腰椎间盘突出症等患者。

（3）禁忌证：禁用于任何屈曲运动受限的脊柱疾病（如屈曲型压缩性骨折）患者。

5）模塑式腰骶矫形器　由高温热塑板材在患者石膏阳型上模塑成型，或用低温热塑板材在患者身上模塑成型。该矫形器可分为前、后两个独立部分（用固定带或尼龙搭扣连接固定）（图 7-23）。

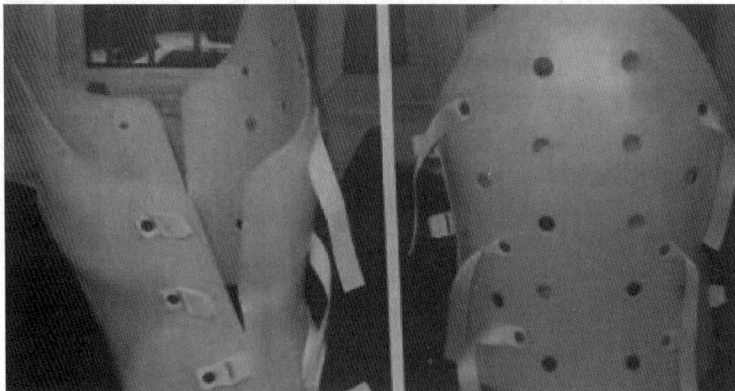

图 7-23　模塑式腰骶矫形器

（1）生物力学作用：通过与腰骶部的全面接触提高腹内压、维持对线、限制腰部的活动，具有重量轻、便于清洁的优点。

（2）适应证：适用于腰骶椎骨折术后、腰椎间盘摘除术后、腰椎间盘突出症、腰椎滑脱等患者。这种矫形器是目前临床上应用较广泛的一类矫形器。

（3）禁忌证：不用于皮肤不能忍受压力和对热敏感的患者。

5. 胸腰骶矫形器

1）胸廓肋骨固定带　由皮革或弹性材料制作而成，可根据患者胸部定制，也可选用预制品。它用于包裹整个胸。对于男性，该矫形器包裹所有肋骨、肋窝、剑突；对于女性，则沿乳房下界进行包裹，以免压迫乳腺组织。

（1）生物力学作用：通过对胸廓施加环形压力来限制肋骨的扩张，减轻肋骨骨折引起的疼痛和不适。

（2）适应证：用于肋骨骨折或移位的患者。

（3）禁忌证：不适用于多发性肋骨骨折。

2）软式胸腰骶矫形器　也称为胸腰骶围腰。它是在腰骶围腰的基础上改进的软式矫形器，增加了胸部压力板和肩带，扩大了包裹的范围，可包住整个躯干和骨盆（图7-24）。

图7-24　软式胸腰骶矫形器

（1）生物力学作用：对胸、腰椎提供矢状面、冠状面运动的控制功能，增加腹内压，减轻胸腰椎的承重。

（2）适应证：适用于老年性骨质疏松继发的脊柱后凸畸形、腰部软组织损伤和疾病引起的疼痛。

（3）禁忌证：禁用于严重呼吸障碍者。

3）屈伸控制式胸腰骶矫形器　又称为泰勒式胸腰骶矫形器。它由两条胸腰后支条、肩背带、骨盆带等构成。两根脊旁支条分别与肩背带和骨盆带相连，并通过束带连接腹带（图7-25）。

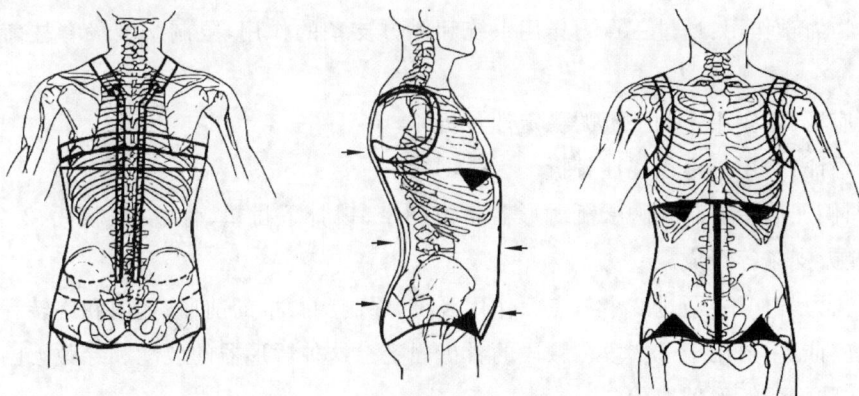

图7-25　屈伸控制式胸腰骶矫形器

（1）生物力学作用：该矫形器对胸腰椎提供2个三点力作用系统，可较好地控制胸椎和上腰的前屈和后伸，增加腹内压，有助于腰椎伸展，减少腰椎前凸，但可能代偿性增加颈、腰椎和骶髂关节的活动。

（2）适应证：目前主要用于老年性骨质疏松，以预防和治疗压缩性骨折导致的后凸畸形；也用于脊柱结核。

（3）禁忌证：因该支具没有骨盆固定部分，不用于青少年脊柱后凸的治疗，如休门氏病。

4）前屈控制式胸腰骶矫形器　又称为超伸展式胸腰骶矫形器，由胸部垫、耻骨垫和背部垫等组成。其按结构的不同，可分为两种类型：一种为朱厄特式；另一种为前十字脊柱过伸型。后者与前者的主要区别是胸骨垫和耻骨垫由位于前正中线上的支条连接，支条中点有一个水平杠，末端与侧垫相连，而且更轻便、穿脱更方便（图 7-26）。

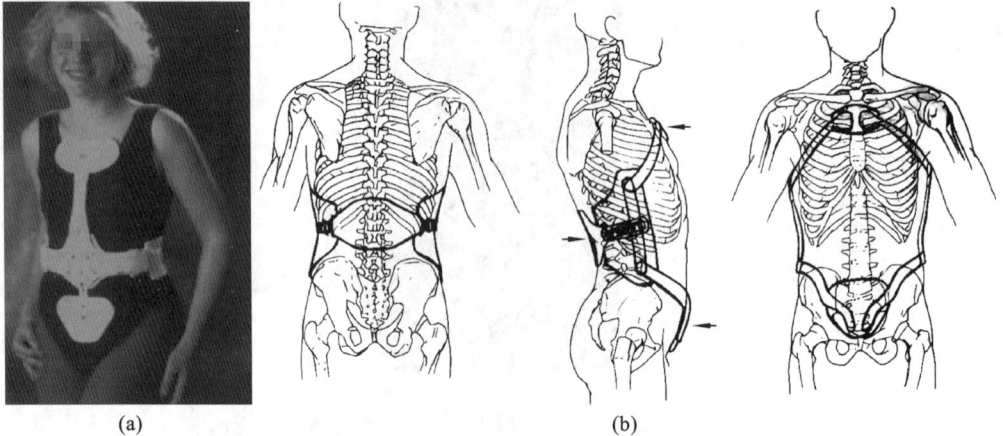

(a)　　　　　　　　(b)

图 7-26　前屈控制式胸腰骶矫形器

（1）生物力学作用：通过三点力作用系统（由胸骨垫和耻骨垫向后的压力和背部向前的压力构成），限制胸腰骶脊柱前屈，促进后伸。

（2）适应证：适用于胸腰段脊柱压缩性骨折、胸腰椎结核和青少年脊柱后凸等疾病。

（3）禁忌证：禁用于胸腰椎不稳定性骨折或需要限制过伸的疾病，如腰椎滑脱。

5）屈伸侧屈控制式胸腰骶矫形器　由胸带、骨盆带、2 个胸腰支条和 2 个侧方支条组成。

（1）生物力学作用：通过三点力作用系统和侧方支条的作用，限制胸腰段脊柱前屈后伸、侧屈和旋转。

（2）适应证：主要用于胸腰椎的稳定性骨折。

（3）禁忌证：禁用于不稳定性骨折。

6）前屈侧屈旋转控制式胸腰骶矫形器　由胸带、锁骨下衬垫、骨盆带、腹托、2 个胸腰骶支条和 2 个侧方支条等组成。

（1）生物力学作用：通过 2 个三点力作用系统，限制胸腰椎的前屈、侧屈和旋转。

（2）适应证：主要用于下胸段和腰段的骨折固定。这种矫形器的装配和穿戴无困难，基本上已由模塑式胸腰骶矫形器取代。

（3）禁忌证：禁用于上胸段骨折。

7）模塑式胸腰骶矫形器

（1）生物力学作用：通过与胸腰骶部的全面接触限制胸腰椎的屈伸、侧屈和旋转活动，维持胸腰椎的对线，增加腹内压，减轻躯干椎体的负荷（图 7-27）。

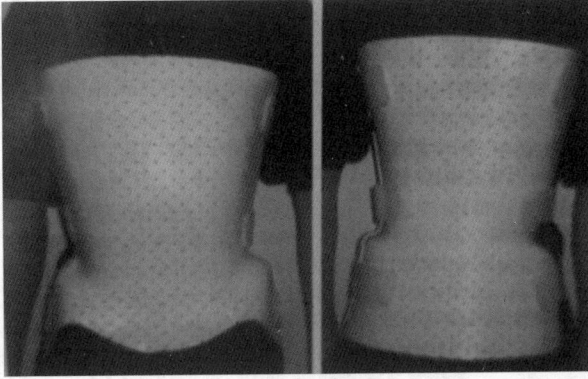

图 7-27　模塑式胸腰骶矫形器

(2)适应证:适用于胸腰椎骨折的固定和骨折术后的固定,也可用于腰椎间盘突出症和术后的固定、腰痛等。

(3)禁忌证:不用于皮肤不能忍受压力和对热敏感的患者。

脊柱侧弯辅助技术咨询

脊柱侧弯是一种复杂的三维空间畸形，包括冠状面上的侧方弯曲，矢状面上生理前、后凸的减少或增大，轴向面上脊柱的旋转畸形，是比较常见的骨科疾病。患者的脊柱侧弯都随着生长发育加快而加重。一旦形成严重的畸形，会给患者的身心健康、生活质量带来巨大影响，应当早发现，早治疗。随着现代科学技术的快速发展，脊柱侧弯矫形外科手术技术已经取得了很大的成功，但手术风险仍然令许多患者及其家属难以接受。因此，多年来人们一直在探索通过矫形器治疗非重度脊柱侧弯的方法。脊柱侧弯辅助技术主要用于脊柱侧弯导致的功能障碍的康复辅助支持与康复宣传教育，从而改善畸形、恢复功能。康复辅助技术咨询师需要了解脊柱侧弯的病因、临床表现、评定方法等知识。

学习情境八　脊柱三侧弯的辅助技术咨询

📝 学习情境描述

扫码看课件

患者，女，15岁，一个月前体检时发现其右后背肩胛骨隆起，偶有胸闷等不适感，前往医院就诊，摄片示"胸椎侧凸"，如图8-1所示。

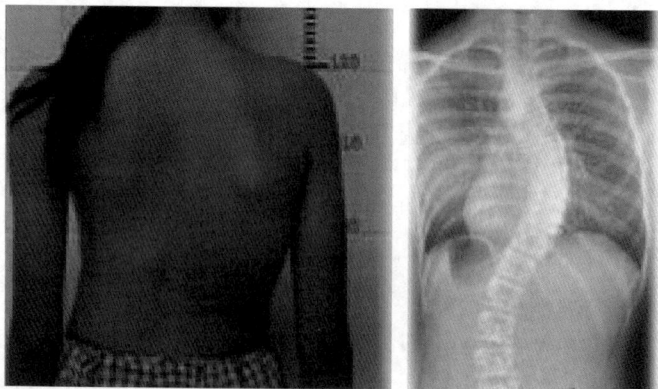

图 8-1　脊柱三侧弯外观及 X 线片

医生建议该患者使用辅助技术，应患者家属要求，你已来到医院与患者及其家属见面。你应如何开展康复辅助技术咨询？请为患者制订相关的康复辅助技术咨询方案。

🎯 学习目标

（1）了解常见脊柱三侧弯引起的运动功能障碍。

（2）通过学习脊柱三侧弯的病因、临床表现、评定方法等知识，熟悉色努分类法的脊柱三侧弯和四侧弯的不同点，并依据这些特点为不同类型脊柱侧弯患者制订有针对性的康复辅助方案，正确完成其康复辅助技术的 SOAP 流程。

（3）在整个 SOAP 流程中，注重团队配合，关爱患者，运用人际沟通技巧与患者及家属进行良好的沟通，能够对患者及家属进行康复宣传与康复教育。

📋 任务书

姓名：　　　　　　　　　　班级：　　　　　　　　　　学号：

任务分析		临床表现与特点	
		康复要点	
		辅助技术选择	
		注意事项	
任务实施	S	主诉	
		症状	
		特殊问题	
		现病史	
		过去史	
	O	视诊	
		触诊	
		运动检查	
		神经检查	
	A	分析结果	
	P	康复辅助方案	

注意：完成工作任务后，康复辅助技术咨询师必须明确以下方面。

（1）症状的主要来源：如患者是否为解剖结构上的问题、意识行为问题等。

（2）造成症状的各种因素：如环境、行为、情感、躯体或生物力学因素。

（3）需要重复检查的内容：可以作为病情好转或恶化的标志性内容，并用 * 号加以标注。

（4）在体格检查（客观检查）中的注意事项和禁忌证。

（5）疾病的预后受很多因素影响，如损伤的范围和阶段，患者的期望、性格及生活方式等。

（6）如何更好地对患者及其病情进行管理并提供更有效的措施与建议？

👥 任务分组

班级		组号		指导教师	
组长		学号			

续表

组员	姓名	学号	姓名	学号

任务分工	

🔍 获取信息

了解本学习情境需要掌握的内容(包括脊柱侧弯分类及脊柱的解剖和生物力学知识),熟悉脊柱侧弯矫形器的装配基础及常见的制作误区,并收集相关资料。

❓ 引导问题

1.色努脊柱侧弯分类方法有哪些?

2.在选择和使用矫形器时,如何根据患者的 Cobb 角大小来确保矫形器适配和有效?

3.脊柱三侧弯的特殊训练方法有哪些?

◆ 小提示

1.色努脊柱侧弯分类　法国专家色努提出,除极个别病例以外,几乎每一个脊柱侧弯患者所属类型与他人都是相同的。脊柱侧弯患者只有两类:三侧弯和四侧弯。一些暂时无法归类的病例,在装配以后才能确认它们的类型。

(1)三侧弯:约占脊柱侧弯患者的 10%。最上面的弯曲出现在左侧颈胸段;其次是右侧胸腰段弯曲,位于第 10 胸椎附近;最下面的弯曲则在腰骶段,顶椎位于第 4 腰椎以下。

三侧弯最显著的特点是髂嵴向左凸起,其次是盆部旋转,髂嵴因为脊柱下段旋转而发生旋转,均向左旋。生物力学原理表明旋转将自行进行补偿。有时,大转子出现代偿性右旋,少数病例出现大转子与髂嵴一起向左凸起。如果累及小腿,则表现为明显的代偿性外旋。为三侧弯患者装配矫形器时,应加强抗旋转力,使之与右侧后凸压垫和左侧前凸压垫共同发挥作用。

(2)四侧弯:约占脊柱侧弯患者的 80%,多出的一个弯曲位于腰椎上段,常见于第 2 腰椎。四侧弯患者胸椎上段和中段的弯曲类似于三侧弯患者,细微差别是四侧弯患者胸部顶椎的位置较高,常见于第 8 胸椎。第 3 个弯曲在腰上段,有时在第 2 腰椎。第 4 个弯曲(腰骶弯曲)与三侧弯患者相同。有时,腰骶顶椎位置比三侧弯患者低许多,多见于第 5 腰椎或第 1 骶椎。

四侧弯患者的髂嵴向右凸起。与三侧弯患者相比,四侧弯患者的盆部较少旋转,有时盆部向左转,与三侧弯患者类似。这是因为顶椎位于腰上段,多见于第 2 腰椎,其左旋程度大于第 5 腰椎至第 1 骶椎的右旋程度。有的患者盆部主要向右旋转,髂嵴右旋,大转子左旋。而有的患者没有发生任何旋转。四侧弯患者具有的这种细微、多变的特征使矫形器的抗旋作用不明显，必要时甚至可以弃之不用。

2.Cobb 角 Cobb 角法为脊柱侧弯程度评价中最常用的方法,头侧端椎上缘的垂线与尾侧端椎下缘垂线的交角即为 Cobb 角。上、下端椎指向脊柱侧弯凹侧倾斜度最大的椎体。对于较大的侧弯,上述两横线的直接交角即为 Cobb 角(图 8-2)。

图 8-2 Cobb 角测量方法及 Nash-Moe 方法

3.脊柱侧弯矫正体操的原理 有选择性地增强维持脊柱姿势的肌肉的肌力,调整脊柱两侧的肌力平衡,以达到矫正畸形的目的;以凸侧的骶棘肌、腹肌、腰大肌、腰方肌为重点(图 8-3)。

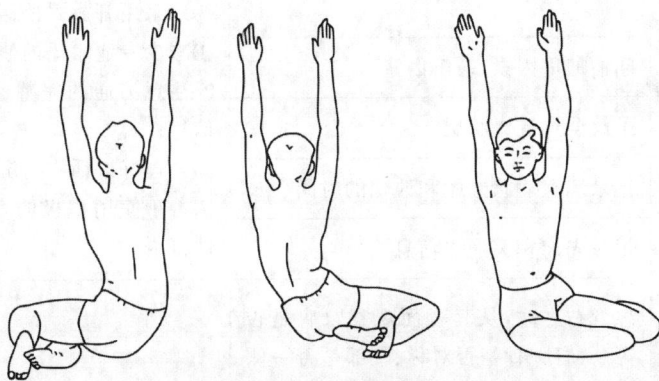

图 8-3 脊柱侧弯矫正体操的锻炼方法

🕐 工作计划

(1)小组进行分工,完成下表内容。

步骤	工作内容	负责人
S		
O		
A		
P		

（2）制订耗材、评估工具清单。

序号	名称	型号与规格	单位	数量	备注

（3）按照 SOAP 流程制订脊柱侧弯患者的康复辅助技术咨询方案，初步填写任务书。

进行决策

小组内讨论每个同学的康复辅助技术咨询方案，分析优劣，综合每位同学的意见，确定小组的最终康复辅助技术咨询方案。教师结合各小组完成情况进行点评，修正最终方案。

工作实施

（1）按照本组制订的计划（最终方案）对标准化患者实施康复辅助技术咨询。
（2）康复辅助技术咨询一般步骤。

任务步骤		任务程序	注意事项
S	主诉	问清现存症状的形式、范围、深度、性质、程度，异常感觉及症状间关系	①有效倾听； ②善于引导患者谈话； ③多采用开放式谈话，少用闭合式谈话； ④减少专业术语的使用； ⑤注意沟通的完整性，重视患者反馈的信息； ⑥处理好谈话中的沉默； ⑦善于使用积极的言语，避免使用伤害性言语
	症状	问清加重因素、缓解因素	
	特殊问题	了解全身健康状况	
	现病史	记录现有症状开始和改变的时间	
	过去史	记录先前相关病史信息	
O	视诊	患者站立时，从其背面观察双肩是否等高、肩胛骨是否对称、腰部是否一侧凹陷等；从其侧面观察脊柱曲线，注意是否有异常的弯曲或隆起；观察其步态是否稳定，有无摇摆或倾斜现象	①测量时充分暴露被测量关节，先确定骨性标志，再放置量角器； ②如关节活动受限，先测量关节的主动活动度，后测量被动活动度，分别记录； ③评估受力时，对比左右侧（健患侧），且最好先检查健侧以确定施加阻力的大小； ④检查中应给予适当鼓励性的指令，以便提高受检者的主观能动性
	触诊	通过触摸和按压患者的脊柱及其周围部位来检查脊柱侧弯情况	
	运动检查	可通过前屈试验、脊柱运动试验等评估脊柱侧弯情况；检查下肢的运动功能（包括肌力、肌张力和协调性等）	
	神经检查	检查下肢的感觉功能；检查深反射、浅反射	

续表

任务步骤		任务程序	注意事项
A	分析结果	根据各项主观检查、客观检查结果和运动解剖学、生物力学知识进行综合分析与总结,得出功能障碍分析结果	—
P	制订计划	根据明确的分析结果,为患者有针对性地制订康复辅助计划	①根据患者的脊柱弯曲情况、年龄、体形等因素选择合适的脊柱侧弯矫形器; ②患者应严格遵守佩戴时长; ③注意矫形器是否会对腰部造成压伤

👍 评价反馈

学生进行自评,评价自己能否完成脊柱侧弯的辅助技术咨询的学习,能否按时完成整个SOAP流程和填写任务书,有无任务遗漏。教师对学生进行评价的内容:报告书写是否工整、规范,报告内容数据是否出自实训、真实合理,阐述是否详细,认识体会是否深刻,结果分析是否合理,是否达到了实训的目的。

(1)学生进行自评,并将结果填入下面学生自评表中。

班级: 姓名: 学号:

学习情境:

评价项目	评价标准	分值	得分
主观评估	通过谈话问清现存症状,获得有效信息	10	
客观检查	准确、合理、规范地完成所需评估项目	10	
结果评定	准确分析功能障碍结果及形成因素	15	
辅助计划	提供准确、有效的辅助计划和康复建议	15	
工作态度	态度端正,无无故缺勤、迟到、早退现象	10	
工作质量	能按计划完成工作任务	10	
协调能力	与小组成员、其他同学之间能合作交流,协调工作	10	
职业素质	关爱残疾人,有爱心、耐心、细心、责任心	10	
创新意识	运用SOAP流程拓展工作	10	
合计		100	

(2)学生以小组为单位,对学习的过程与结果进行互评,将互评结果填入下面学生互评表中。

学习情境															
评价项目	分值	等级								评价对象(组别)					
										1	2	3	4	5	6
职业素养	15	优	13~15	良	10~12	中	7~9	差	0~6						
工作效率	10	优	9~10	良	7~8	中	5~6	差	0~4						
计划合理	15	优	13~15	良	10~12	中	7~9	差	0~6						

续表

评价项目	分值	等级								评价对象(组别)					
										1	2	3	4	5	6
方案准确	15	优	13~15	良	10~12	中	7~9	差	0~6						
团队合作	10	优	9~10	良	7~8	中	5~6	差	0~4						
组织有序	10	优	9~10	良	7~8	中	5~6	差	0~4						
操作规范	10	优	9~10	良	7~8	中	5~6	差	0~4						
成果展示	15	优	13~15	良	10~12	中	7~9	差	0~6						
合计	100														

（3）教师对学生工作过程与工作结果进行评价，并将评价结果填入下面教师综合评价表中。

学习情境				
评价项目		评价标准	分值	得分
工作过程 （50%）	S(10)	有效倾听	3	
		谈话技巧合理；能较好处理谈话中的沉默	4	
		注意沟通的完整性，重视患者反馈的信息	3	
	O(10)	评估内容合理、安全、有效	4	
		操作位置准确	2	
		评估顺序标准	2	
		评估中使用恰当指令，以提高患者的主观能动性	2	
	A(10)	基础知识运用合理	2	
		准确分析功能障碍的影响因素	4	
		评定结果准确	4	
	P(20)	提供准确、有效的辅助计划	10	
		开展有针对性的康复教育	5	
		针对患者的期望给予回复	5	
职业素养 （20%）	思政目标	关爱残疾人，有爱心、耐心、细心、责任心	5	
	工作习惯	具有安全意识、责任意识、服务意识	5	
	工作态度	积极参加教学活动，按时完成评价表，遵守考勤制度	5	
	团队精神	具有团队合作能力和与团队成员有效交流的能力	5	
项目成果 （30%）	工作完整	能按时完成任务	5	
	工作规范	能按规范要求开展 SOAP	10	
	辅具报告	能针对情境设计辅助计划	10	
	成果展示	能准确表达并汇报工作成果	5	
合计			100	

（4）综合评价表如下。

自评（20%）	小组互评（30%）	教师评价（50%）	综合得分

学习情境的相关知识点

脊柱侧弯矫形原理

使用矫形器治疗的原理是在脊柱侧弯顶椎部位施以水平方向压力,运用生物力学原理的三点力作用系统,通过改变脊柱及骨盆、胸廓、肩胛带的力学和运动学特征,达到矫形的目的。矫形器适用于青少年期的特发性脊柱侧弯,其主要目的是阻止畸形的继续发展,对已存在的侧弯起到矫形作用。

在矫形器制作、装配技术中,矫形器的作用可以概括为脊柱支撑、矫正、复位与控制运动等。其中的矫正作用针对先天性疾病或损伤引起的畸形及异常,矫形器通过改变脊柱节段或整体的生物力学关系,调整关节序列,控制脊柱的运动,引导脊柱(特别是骨骺)的生长发育,改变脊柱肌力和韧带结构的不平衡,达到减轻和消除畸形的目的。例如,冠状面的矫正是采用可以引起躯干节段运动的压力,作用于弯曲的顶点和端点相应的体表部位,引起身体躯干各节段的平衡运动,同时改善肌肉和软组织的过程。

脊柱侧弯常用矫形器

脊柱侧弯矫形器按其包容的范围可分为颈胸腰骶矫形器、胸腰骶矫形器和腰骶矫形器。目前主要按其制作方法和包容部位分类,如密尔沃基式脊柱侧弯矫形器、波士顿式脊柱侧弯矫形器、大阪医大式脊柱侧弯矫形器和色努式脊柱侧弯矫形器。在临床中,应根据脊柱侧弯节段和形式的不同,采用不同的三点力作用系统。

1. 密尔沃基式脊柱侧弯矫形器　1945 年由美国密尔沃基市的 Blount 和 Meo 开发。初期,这种矫形器具有脊柱牵引功能,用于矫正脊柱后凸畸形或术后固定。之后,在制作材料和工艺以及结构上对其进行了改进,在形式上增加了压力垫和环带结构,逐渐应用于中度脊柱侧弯的保守治疗。

(1)结构特点:传统密尔沃基式脊柱侧弯矫形器由骨盆托包容部分、一根前支条和两根后支条、胸椎和腰椎压力垫及带有枕骨托和下颌托的颈环等结构组成。为了避免下颌托引起患者下颌关节畸形,颈环的下颌托后来已改进为喉部托。

因为下颌托或喉部托结构仍然会让患者感觉不美观,目前最新的改进是采用 V 形结构。新型密尔沃基式脊柱侧弯矫形器改进了颈部结构,改善了患者穿戴的外观(图 8-4)。

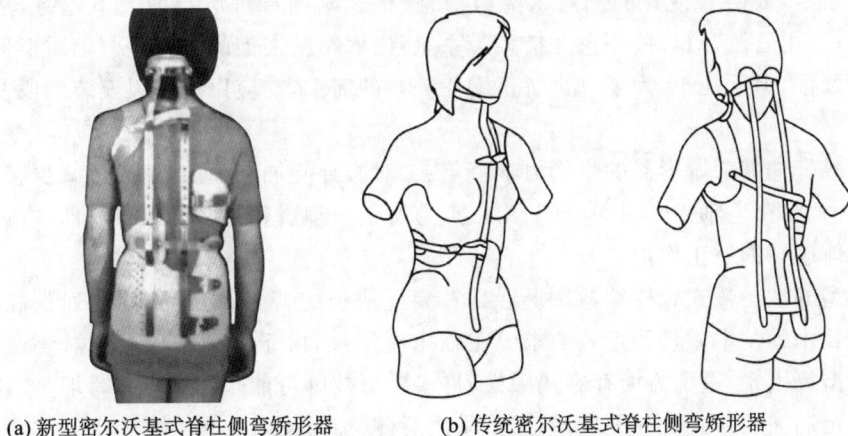

(a) 新型密尔沃基式脊柱侧弯矫形器　　(b) 传统密尔沃基式脊柱侧弯矫形器

图 8-4　密尔沃基式脊柱侧弯矫形器

密尔沃基式脊柱侧弯矫形器限制和影响了颈椎至骶椎骨盆的活动,属于颈胸腰骶矫形器(CTLSO)。

(2)适应证:密尔沃基式脊柱侧弯矫形器主要适用于胸 6 节段以上、Cobb 角为 $20°\sim50°$、处于发育期的特发性脊柱侧弯青少年患者。密尔沃基式脊柱侧弯矫形器可以安装肩部及腋下的压垫,控制颈椎的侧向偏移,适用于高胸段、胸颈段的侧向弯曲的矫正,以及较严重的颈椎侧弯术前治疗。相比于之前的石膏材料支具,其支条和压力垫结构包容身体的面积较小,适用于湿热的气候条件,且能够调节高度,也适用于生长期的儿童。

早年带有枕骨托和下颌托的颈环虽然可以提供需要的向上矫正力,但是,对下颌的牵引压力会引起牙列的畸形。改进后的矫形器应用了喉部托,促使患儿主动收缩背部肌肉,伸直脊柱,矫正侧弯。

该矫形器的最大缺点是颈环或喉部托结构引起患者颈椎活动受限,对患者日常生活活动的限制较大,还存在穿戴时不美观的情况。此外,金属支条也容易导致穿衣后外观不平顺。即便采用了轻质的硬铝合金,该矫形器整体上也较重。

(3)适合性检查要点:根据密尔沃基式脊柱侧弯矫形器的特性,下面简要介绍适合检查项目及要求,以及矫形器适合性初检、终检及复查时需要注意的几个方面。

①骨盆托适合身体。

②耻骨上缘、大转子处、两侧髂前上棘和髂嵴处应无压痛。坐下时不压迫大腿肌肉。

③呼吸时胸廓不应受压迫。

④前后支条应该垂直且相互平行,间距 $5\sim6$ cm,与身体距离适度。

⑤患者主动竖直脊柱时,颈环或喉部托不能压迫相关部位。

⑥胸椎矫形垫的中心应位于与侧弯顶椎相连的肋骨高度,上缘应位于与胸椎顶椎高度相同的肋骨部位或者略偏下;腰椎矫形垫上缘应与腰椎顶椎高度相同;横截面上,胸腰椎压垫中心应位于侧后方身体隆起的位置,达到抗旋转的目的。

⑦患者身体在冠状面和矢状面内保持生理对线,没有不当的倾斜倾向。

2. 波士顿式脊柱侧弯矫形器　由波士顿的 Hall 等人,根据以前的各种脊柱侧弯矫形器的设计原理和方法开发。

(1)结构特点:波士顿式脊柱侧弯矫形器是模塑成型的系列化预制产品。应根据患者的躯干尺寸选择型号,根据 X 线片的侧弯状况剪切、修整预制侧弯矫形器的上下边缘,然后根据需要粘贴压垫;采用后侧开口,使用尼龙搭扣带系紧,内面粘贴发泡的软衬垫。该矫形器一般不包容上胸段及颈椎,但近几年,为了满足矫正胸段侧弯的需求,在应用中可以安装胸段及颈椎段支条和颈环。

波士顿式脊柱侧弯矫形器的生物力学特点:①对腹部施加较大的压力,以减少腰椎前凸,提高腹内压,使脊柱产生轴向牵引力;②利用三点力矫正原理矫正冠状面腰椎弯曲;③斜位的压垫起到针对椎体旋转的矫正作用。

预制成型的波士顿式脊柱侧弯矫形器具有装配快速的特点,由于采用序列预制模型,能较好保证装配技术的基本质量和疗效要求。在临床应用中,由于系列塑料模型对侧弯患者身高、体形和侧弯型等因素,适配方面存在局限性,许多矫形技师可能采用石膏绷带取型、修整石膏型方法来量身定制波士顿式脊柱侧弯矫形器,采用后侧开口形式。

修剪矫形器边缘线的要求:凸侧的外上缘位于与顶椎相连的肋骨的高度,后上缘位于第 8 胸椎的高度,下缘位置与密尔沃基式脊柱侧弯矫形器一样(图 8-5)。

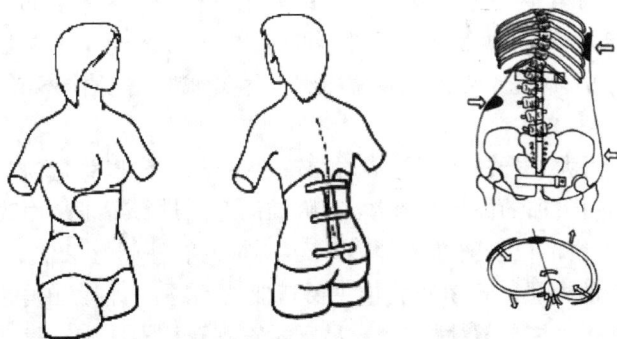

图 8-5 波士顿式脊柱侧弯矫形器

(2)适应证:波士顿式脊柱侧弯矫形器适用于顶椎在腰椎和下胸椎段(第 10~12 胸椎),Cobb 角小于 50°,尚处于发育期的特发性脊柱侧弯青少年患者。绝对适应证是 Cobb 角为 25°~40°的脊柱侧弯。

(3)适合性检查要点:根据波士顿式脊柱侧弯矫形器的特性,简要介绍适合性检查项目及复查时需要注意的几个方面。检查矫正效果时,除了依据外观和 X 线片以外,还需要注意患者腰椎段和胸椎段的平衡和对线,特别是胸椎段有代偿弯曲的患者。

适合性检查内容:①检查是否有压痛部位;②坐下时矫形器下缘有没有妨碍坐姿,上缘有没有妨碍颈胸部的活动;③患者身体能否保持对线,有没有不当的倾斜;④胸椎垫、腰椎垫的高度和位置是否合适等。

3.大阪医大式脊柱侧弯矫形器 由大阪医科药科大学的矫形器技术人员开发。他们基于波士顿式脊柱侧弯矫形器的结构,在胸椎弯曲凹侧的上部安装胸椎压垫,利用搭扣带的牵拉,为患者提供矫正胸椎弯曲的上位矫正力(图 8-6)。

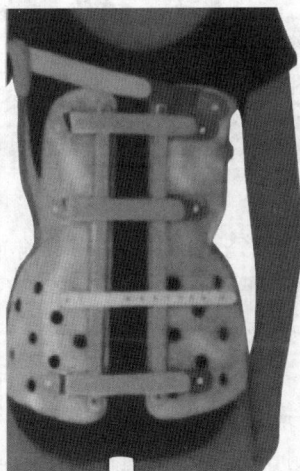

图 8-6 大阪医大式脊柱侧弯矫形器

(1)结构特点:大阪医大式脊柱侧弯矫形器由类似波士顿式脊柱侧弯矫形器的骨盆托部分与位于胸椎弯曲凹侧的腋下压垫组成,其间采用金属支条连接,采用尼龙搭扣带调节。

大阪医大式脊柱侧弯矫形器包容上胸段及颈椎段的面积较大。但提供了高于胸椎四侧的上位矫正力。

制作工艺上,通过石膏取型方法制作大阪医大式脊柱侧弯矫形器的骨盆托部分。压垫和金属支条可以直接在试样时根据侧弯位置和高度需要进行适配。调整压垫的部位与压力强度,使矫形器达到最好的矫正效果。在此基础上,尽量减少对身体不必要的包容,确定最终的外形。

从概念上讲,大阪医大式脊柱侧弯矫形器的矫正要点:首先以骨盆为基准,对腰段的侧弯和旋转进行矫正;其次利用附加的高位胸椎垫,对胸椎的弯曲进行矫正从而改善脊柱的平衡。

(2)适应证:适用于顶椎位于胸椎中段第6～8胸椎的脊柱侧弯患者。关于该矫形器是否能依靠支条-压垫-搭扣带的力量实现矫正胸椎主要弯曲的问题,一直存在争论,一般认为,支条胸椎垫形式对于体格较小、脊柱柔软性好、侧弯易于矫正且脊柱椎体旋转程度小的患者效果较好。

(3)适合性检查要点:①观察患者的矢状面和冠状面姿势,检查脊柱是否得到良好的平衡;②针对腰椎弯曲,检查腰部压力点是否在相应部位的横突上;③针对胸椎弯曲检查腋下的压力垫是否提供了足够的矫正力;④检查压垫部位,确定对肋骨隆起与腰部隆起的抗旋转矫正是否充分;⑤腋下垫是否位于胸段弯曲上的终椎高度;⑥观察患者呼吸运动,检查腰椎及胸椎弯曲的凹侧软组织是否充分放松;腹部的压迫是否起到增加脊柱伸展力的作用。

4. 色努式脊柱侧弯矫形器 法国色努博士于20世纪70年代开发的脊柱侧弯矫形器,在近30年来得到广泛的应用。该矫形器是近20年来国内制作、装配较多的脊柱侧弯矫形器(图8-7)。

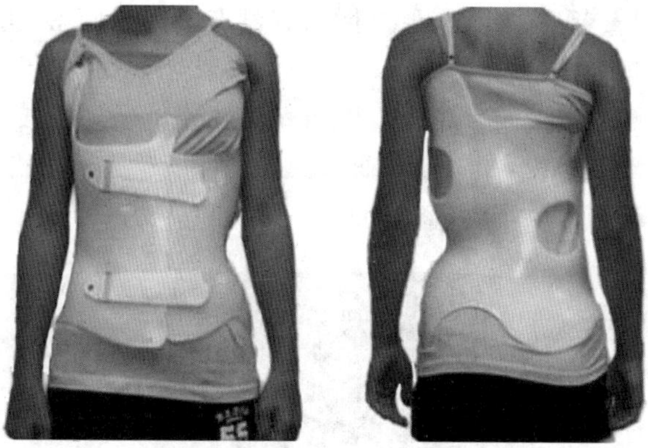

图8-7 色努式脊柱侧弯矫形器

(1)结构特点:色努式脊柱侧弯矫形器是采用石膏绷带取型-阳型修整-热塑材料负压成型制作的脊柱矫形器,是一种全塑的矫形器,前侧开口,较轻便、简洁。该矫形器显著的特征是具有针对脊柱侧弯和旋转的三维压力垫及较大的释放空间。

通过压力垫和释放空间引导患者的脊柱运动、呼吸运动和脊柱伸展,是一种主动式的抗旋转脊柱侧弯矫形器。该矫形器的形式在1993年以后得到较大的改进。

制作工艺上,阳型修整决定了制作的矫形器适配与否,是整个矫形器装配过程的关键。往往需要矫形技师系统学习色努式脊柱侧弯矫形技术并具备丰富的脊柱侧弯矫形临床经验。

(2)适应证:适用于顶椎在第6胸椎以下,Cobb角为20°～50°,尚处于发育期的特发性脊柱侧弯的保守治疗。

(3)适合性检查要点:色努式脊柱侧弯矫形器是利用呼吸运动和肌肉运动来主动矫正侧弯和旋转畸形的矫形器。患者每天应穿戴矫形器做100～200次分组呼吸练习。

学习情境九　脊柱四侧弯的辅助技术咨询

扫码看课件

学习情境描述

患者,女,16 岁,一个月前体检时发现其左后背出现刀锋改变,腰椎侧弯,偶有胸闷等不适感,前往医院就诊,摄片示"胸椎侧弯"。如图 9-1 所示。

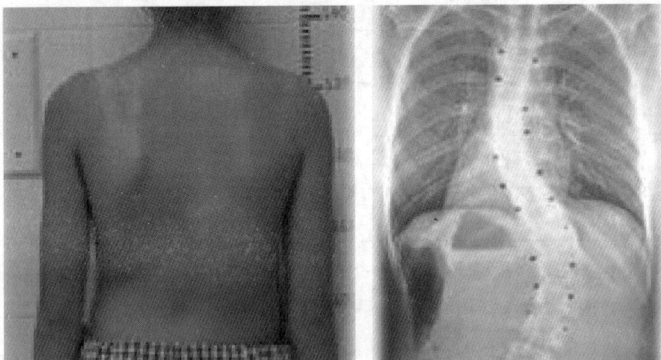

图 9-1　脊柱四侧弯外观及 X 线片

医生建议该患者使用辅助技术。应患者家属要求,你已来到医院与患者及家属见面。你应如何开展康复辅助技术咨询? 请为患者制订相关的康复辅助技术咨询方案。

学习目标

(1)了解常见脊柱四侧弯引起的运动功能障碍。

(2)通过学习脊柱四侧弯的病因、临床表现、评定方法等知识,熟悉色努分类法的脊柱三侧弯和四侧弯的不同点,并依据这些特点为不同类型脊柱侧弯患者制订有针对性的康复辅助方案,正确完成其康复辅助技术的 SOAP 流程。

(3)在整个 SOAP 流程中,注重团队配合,关爱患者,运用人际沟通技巧与患者及家属进行良好的沟通,能够对患者及家属进行康复宣传与康复教育。

任务书

姓名:　　　　　　　　　　班级:　　　　　　　　　　学号:

任务分析	临床表现与特点	
	康复要点	
	辅助技术选择	
	注意事项	

任务实施	S	主诉	
		症状	
		特殊问题	
		现病史	
		过去史	
	O	视诊	
		触诊	
		运动检查	
		神经检查	
	A	分析结果	
	P	康复辅助方案	

注意：完成工作任务后，康复辅助技术咨询师必须明确以下方面。

(1)症状的主要来源：如患者是否为解剖结构上的问题、意识行为问题等。

(2)造成症状的各种因素：如环境、行为、情感、躯体或生物力学因素。

(3)需要重复检查的内容：可以作为病情好转或恶化的标志性内容，并用 * 号加以标注。

(4)在体格检查（客观检查）中的注意事项和禁忌证。

(5)疾病的预后受很多因素影响，如损伤的范围和阶段，患者的期望、性格及生活方式等。

(6)如何更好地对患者及其病情进行管理并提供更有效的措施与建议？

👥 任务分组

班级		组号		指导教师	
组长		学号			

	姓名	学号	姓名	学号
组员				
任务分工				

🔍 获取信息

　　了解本学习情境需要掌握的内容（包括脊柱侧弯分类及脊柱的解剖和生物力学知识），熟悉脊柱侧弯矫形器的装配基础及常见的制作误区，并收集相关资料。

❓ 引导问题

1. 核心肌群有哪些?
2. 常用的核心肌群训练方法有哪些?
3. 脊柱侧弯矫形器的适应性评定方法有哪些?

◈ 小提示

1. 核心肌群及核心稳定性 核心稳定性是腰、骨盆和髋构成的复合系统控制脊柱活动的能力,以及脊柱在受到干扰后恢复平衡的能力。

稳定肌通常位于脊柱深部,起于脊柱,多呈腱膜状,具有单关节或单一节段分布的特点,以慢肌为主,耐力活动时被激活。

稳定肌主要有骶棘肌、横突棘肌、横突间肌、多裂肌等,这些肌群通过离心收缩控制椎体活动,控制脊柱的弯曲度和维持脊柱的机械稳定性,所以稳定性训练以深层肌的本体感受性反射活动为主。

2. 常用的核心肌锻炼方法 如图 9-2 所示。

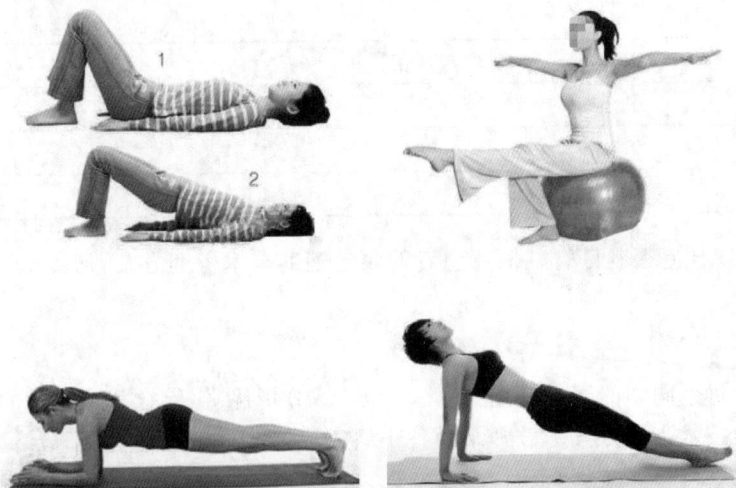

图 9-2　常用的核心肌锻炼方法

3. 脊柱侧弯矫形器适应性评定方法

无论哪一种脊柱侧弯矫形器,装配适合性评定均应包含以下几个方面。

(1)处方要求检查:检查其是否符合处方对脊柱侧弯矫形器形式、矫正治疗方案的要求。

(2)矫正效果检查:根据矫正效果的评定标准和方法,评定和记录矫正效果。

(3)压垫位置检查:检查压垫的位置和方向是否正确,压垫的更改(加厚、加大、移动)是否妨碍矫正效果或患者穿戴。

(4)呼吸检查:脊柱侧弯矫形器不能限制患者的呼吸,在患者深呼吸时不能引起压迫或疼痛,在患者中等程度运动后不能引起胸闷气短。通过呼吸运动达到矫正目的的患者应能完成合乎要求的呼吸运动。

(5)各种体位和日常生活动作检查:包括立位、坐位、卧位和行走的检查,双上肢活动度检查,以及髋关节的屈伸检查等。坐位时应能够略微前倾和侧倾,脊柱侧弯矫形器背侧的下缘与座位平面的距离应大于 2 cm。检查日常生活动作时主要检查能否完成系鞋带、拾物和写作业等动作。

(6)适合性检查:检查脊柱侧弯矫形器是否适合患者。检查内容包括脊柱侧弯矫形器的大小、外观、重量的适合情况,以及髂前上棘、髂嵴、肋骨、肩胛骨是否存在压痛点等。

(7)脊柱侧弯矫形器的外观检查:脊柱侧弯矫形器应外观平整,内、外面平滑,边缘打磨平滑,非矫正压力区不应引起局部压痛、压红。

(8)坚固性检查:脊柱侧弯矫形器应具有一定的坚固性(热塑板材厚度适当,金属支条具有足够的强度);脊柱侧弯矫形器的接缝处宽度不应大于 1.5 cm,并铆接接缝衬垫,俗称"舌头"。粘扣带应无明显弹性,粘合牢固,与矫形器连接牢固。

⏱ 工作计划

(1)小组进行分工,完成下表内容。

步骤	工作内容	负责人
S		
O		
A		
P		

(2)制订耗材、评估工具清单。

序号	名称	型号与规格	单位	数量	备注

(3)按照 SOAP 流程制订脊柱侧弯患者的康复辅助技术咨询方案,初步填写任务书。

💡 进行决策

小组内讨论每个同学的康复辅助技术咨询方案,分析优劣,综合每位同学的意见,确定小组的最终康复辅助技术咨询方案。教师结合各小组完成情况进行点评,修正最终方案。

🛠 工作实施

(1)按照本组制订的计划(最终方案)对标准化患者实施康复辅助技术咨询。
(2)康复辅助技术咨询一般步骤。

任务步骤		任务程序	注意事项
S	主诉	问清现存症状的形式、范围、深度、性质、程度,异常感觉及症状间关系	①有效倾听; ②善于引导患者谈话; ③多采用开放式谈话,少用闭合式谈话; ④减少专业术语的使用; ⑤注意沟通的完整性,重视患者反馈的信息; ⑥处理好谈话中的沉默; ⑦善于使用积极的言语,避免使用伤害性言语
	症状	问清加重因素、缓解因素	
	特殊问题	了解全身健康状况	
	现病史	记录现有症状开始和改变的时间	
	过去史	记录先前相关病史信息	

续表

任务步骤		任务程序	注意事项
O	视诊	患者站立时,从其背部观察双肩是否等高、肩胛骨是否对称、腰部是否一侧凹陷等;从侧面观察患者的脊柱曲线,注意是否有异常的弯曲或隆起;观察其步态是否稳定,有无摇摆或倾斜现象	①测量时充分暴露被测量关节,先确定骨性标志,再放置量角器; ②如关节活动受限,先测量关节的主动活动度,后测量被动活动度,分别记录; ③评估受力时,对比左右侧(健患侧),且最好先检查健侧以确定施加阻力的大小; ④检查中应给予适当鼓励性的指令,以便提高受检者的主观能动性
	触诊	通过触摸和按压患者的脊柱及其周围部位来检查脊柱侧弯情况	
	运动检查	可通过前屈试验、脊柱运动试验等评估脊柱侧弯情况;检查下肢的运动功能(包括肌力、肌张力和协调性等)	
	神经检查	检查下肢的感觉功能;检查深反射、浅反射	
A	分析结果	根据各项主观检查、客观检查结果和运动解剖学、生物力学知识进行综合分析与总结,得出功能障碍分析结果	—
P	制订计划	根据明确的分析结果,为患者有针对性地制订康复辅助计划	①根据患者的脊柱弯曲情况、年龄、体形等因素选择合适的脊柱侧弯矫形器; ②患者应严格遵守佩戴时长; ③注意矫形器是否会对腰部造成压伤

👍 评价反馈

学生进行自评,评价自己能否完成脊柱侧弯的辅助技术咨询的学习,能否按时完成整个 SOAP 流程和填写任务书,有无任务遗漏。教师对学生进行评价的内容:报告书写是否工整、规范,报告内容数据是否出自实训、真实合理,阐述是否详细,认识体会是否深刻,结果分析是否合理,是否达到了实训的目的。

(1)学生进行自评,并将结果填入下面学生自评表中。

班级: 姓名: 学号:

学习情境:

评价项目	评价标准	分值	得分
主观评估	通过谈话问清现存症状,获得有效信息	10	
客观检查	准确、合理、规范地完成所需评估项目	10	
结果评定	准确分析功能障碍结果及形成因素	15	
辅助计划	提供准确、有效的辅助计划和康复建议	15	
工作态度	态度端正,无无故缺勤、迟到、早退现象	10	
工作质量	能按计划完成工作任务	10	

续表

评价项目	评价标准	分值	得分
协调能力	与小组成员、其他同学之间能合作交流,协调工作	10	
职业素质	关爱残疾人,有爱心、耐心、细心、责任心	10	
创新意识	运用 SOAP 流程拓展工作	10	
合计		100	

(2)学生以小组为单位,对学习的过程与结果进行互评,将互评结果填入下面学生互评表中。

学习情境										评价对象(组别)					
评价项目	分值			等级						1	2	3	4	5	6
职业素养	15	优	13~15	良	10~12	中	7~9	差	0~6						
工作效率	10	优	9~10	良	7~8	中	5~6	差	0~4						
计划合理	15	优	13~15	良	10~12	中	7~9	差	0~6						
方案准确	15	优	13~15	良	10~12	中	7~9	差	0~6						
团队合作	10	优	9~10	良	7~8	中	5~6	差	0~4						
组织有序	10	优	9~10	良	7~8	中	5~6	差	0~4						
操作规范	10	优	9~10	良	7~8	中	5~6	差	0~4						
成果展示	15	优	13~15	良	10~12	中	7~9	差	0~6						
合计	100														

(3)教师对学生工作过程与工作结果进行评价,并将评价结果填入下面教师综合评价表中。

学习情境				
评价项目		评价标准	分值	得分
工作过程(50%)	S(10)	有效倾听	3	
		谈话技巧合理;能较好处理谈话中的沉默	4	
		注意沟通的完整性,重视患者反馈的信息	3	
	O(10)	评估内容合理、安全、有效	4	
		操作位置准确	2	
		评估顺序标准	2	
		评估中使用恰当指令,以提高患者的主观能动性	2	
	A(10)	基础知识运用合理	2	
		准确分析功能障碍的影响因素	4	
		评定结果准确	4	
	P(20)	提供准确、有效的辅助计划	10	
		开展有针对性的康复教育	5	
		针对患者的期望给予回复	5	

续表

评价项目		评价标准	分值	得分
职业素养 (20%)	思政目标	关爱残疾人,有爱心、耐心、细心、责任心	5	
	工作习惯	具有安全意识、责任意识、服务意识	5	
	工作态度	积极参加教学活动,按时完成评价表,遵守考勤制度	5	
	团队精神	具有团队合作能力和与团队成员有效交流的能力	5	
项目成果 (30%)	工作完整	能按时完成任务	5	
	工作规范	能按规范要求开展 SOAP	10	
	辅具报告	能针对情境设计辅助计划	10	
	成果展示	能准确表达并汇报工作成果	5	
合计			100	

(4)综合评价表如下。

自评(20%)	小组互评(30%)	教师评价(50%)	综合得分

学习情境的相关知识点

脊柱侧弯矫形器的使用方法

以使用范围较广泛的热塑材料制作的色努式脊柱侧弯矫形器、波士顿式脊柱侧弯矫形器等为例,介绍脊柱侧弯矫形器的使用方法。

1.穿戴方法 在开始阶段,指导并帮助患者及家属学会正确穿戴。

(1)应穿戴在一件较紧身的薄棉质或者柔软、吸水性强材质的内衣外面。内衣要较矫形器长;内衣的侧方应没有接缝,或者将接缝朝外穿,防止硌伤皮肤;女孩尽可能不要同时穿戴硬边内衣。

(2)将脊柱侧弯矫形器稍拉开,患者取立位,略抬起双臂,从侧身穿入;不要将脊柱侧弯矫形器拉开太大以免变形。应尽量将内衣拉平,使内衣在脊柱侧弯矫形器内的压垫部位尽量少出现褶皱;为减少对皮肤的压迫,内裤也应穿在矫形器的外面,同时方便患者排便。

(3)先将搭扣松松地扣上,待患者改为仰卧位后再将搭扣逐一拉紧。Cobb 角小于 30°的患者一定要在仰卧位穿戴,使脊柱处于松弛状态,从而较易得到矫正;拉紧搭扣后,将双手放在脊柱侧弯矫形器腰间,将脊柱侧弯矫形器向下轻压,努力使脊柱伸展。

(4)脊柱侧弯矫形器的搭扣带通常需维持在确保矫正效果所需的位置。进餐时可以适当松开脊柱侧弯矫形器。如果穿戴脊柱侧弯矫形器引起较严重的饭后肠胃不适,应修改或更换脊柱侧弯矫形器。

(5)在穿戴脊柱侧弯矫形器 3 个月后,或者患者身高增加 2 cm 以上时,或者体重增加 5 kg 以上时,可以适当放松脊柱侧弯矫形器搭扣带。

(6)在脊柱侧弯矫形器外,根据气温情况穿着棉质外衣,以免发生静电;为了在外观上不引人注意,可穿较宽松的棉质外衣。可以选购连帽外套,以遮挡脊柱侧弯矫形器的背部上沿。

2.穿戴时间 穿戴时间是指脊柱侧弯患者每天穿戴脊柱侧弯矫形器的时间,以及患者穿戴脊柱侧弯矫形器治疗的持续时间。为了尽量减少患者穿戴矫形器时的不适,目前许多治疗小组在研究短时穿戴的方法,并在此过程中持有各自的见解。多数文献的实践经验如下。

(1)穿戴脊柱侧弯矫形器的患者,应当每天穿戴23小时以上;但是在初次穿戴时,应在2～3周逐步达到这个标准,具体的适应步骤见下文"3.适应性练习"部分。

(2)患者可以在洗澡和游泳时脱掉脊柱侧弯矫形器。有些针对脊柱侧弯的牵引、肌力训练和理疗也需要患者脱去脊柱侧弯矫形器,但需要提醒患者保持良好的体态。

(3)患者在穿戴脊柱侧弯矫形器期间应该积极参加中等强度的体育活动,以保持肌力,促进畸形矫正。体育活动的形式应符合康复要求。

(4)在矫正效果较好的情况下(例如通过穿戴脊柱侧弯矫形器完全矫正脊柱侧弯),每天穿戴时间可相应缩短,如每半年每天减少2～3小时,直至白天不穿戴脊柱侧弯矫形器,仅在夜间穿戴。

(5)患者身体发育结束后,如果侧弯角度仍大于30°,应继续穿戴两年至两年半,以巩固矫正效果,最大年龄可到22周岁。

3. 适应性练习　矫正目的性强的脊柱侧弯矫形器在穿戴初期会给患者带来不适,如压痛、腰背部肌肉酸痛、胸闷气短等,应该根据患者的脊柱侧弯程度、年龄、矫正程度大小等,确定一定的适应性练习步骤,为患者提出适应性练习的建议,以帮助患者逐步适应脊柱侧弯矫形器的穿戴。在临床上可以将该适应性练习步骤写在脊柱侧弯矫形器的使用说明中,提供给患者及家属。

(1)第1～2天:每天白天穿戴3～4次,每次穿戴0.5～1小时,脱下后检查皮肤是否发红、患者有无不适感。夜间躺下后入睡前穿戴0.5～1小时,然后脱下。

(2)第3～4天:每天白天穿戴3～4次,每次穿戴2～3小时,夜间躺下后入睡前穿戴1～2小时,然后脱下。

(3)第5～6天:每天白天持续穿戴,每4小时脱下后检查皮肤;夜间躺下后入睡前穿戴1～2小时,然后脱下。

(4)第2周:每天白天持续穿戴,每4小时脱下后检查皮肤;夜间入睡前穿戴;若入睡困难,可脱下,尽量延长穿戴时间。

对于以上练习过程,往往需根据患者的适应能力调整,使患者尽早适应。

装配实践证明,穿戴脊柱侧弯矫形器的适应性练习是非常重要的。它不仅直接影响患者对脊柱侧弯矫形器的接受程度,而且便于监控检查矫正效果和患者的生理状况,有利于调整、更换脊柱侧弯矫形器,同时能够配合运动疗法的逐步实行。若患者在两周内无法适应穿戴脊柱侧弯矫形器,或者无法坚持练习,应该及时调整或更换脊柱侧弯矫形器。

4. 皮肤护理　由于穿戴脊柱侧弯矫形器产生的压力和导致的不透气,患者的皮肤需要每天护理。

(1)每天用中性皂液洗浴皮肤,浴后干爽一刻钟后再穿戴脊柱侧弯矫形器。

(2)在穿戴早期,发红的皮肤部位可用70％酒精涂擦,或用温水清洁后擦爽身粉以利于干燥;切勿使用油膏或创可贴、敷料等;若皮肤严重发红超过两周是脊柱侧弯矫形器结构不良导致的,应及时调整脊柱侧弯矫形器的压力。

(3)在穿戴早期,应该经常检查皮肤,防止皮肤破损。若皮肤出现破损、有渗出液,应停止穿戴脊柱侧弯矫形器,请医生治疗,待皮肤完好后再穿戴脊柱侧弯矫形器;反复出现皮肤破损时应调整脊柱侧弯矫形器。压力处皮肤颜色加深是正常现象,脱下脊柱侧弯矫形器后会逐步恢复。

5. 脊柱侧弯矫形器的维护

(1)除了皮革部分,用水和肥皂清洁脊柱侧弯矫形器,然后用毛巾擦干。

（2）可用电吹风机微热的风吹干脊柱侧弯矫形器，注意不可因加热过度而使脊柱侧弯矫形器变形。

（3）不要自行调整或在脊柱侧弯矫形器上打孔，以免其强度减小而影响矫正效果。

6. 矫正体操 做矫正体操时不要在脊柱侧弯矫形器中做对抗脊柱侧弯矫形器压力的运动。合格的脊柱侧弯矫形器不仅不应妨碍患者的日常生活动作，而且应当尽可能少地妨碍患者做他想做的其他动作。但是，原则上不能做过度负重和剧烈的运动。

7. 矫形器治疗复查 大多数脊柱侧弯患者在生长发育期接受脊柱侧弯矫形器治疗，定期复查是保证脊柱侧弯矫形器矫正效果的重要措施。

（1）提醒患者尽可能在装配后的 3～6 天进行临床复查。

（2）在完成适应性穿戴两周后拍摄 X 线片（穿戴脊柱侧弯矫形器的站立位全脊柱正、侧位片），根据脊柱侧弯矫形器装配前后的对比，评定矫正效果；检查矫正效果时需要尽量减少射线对患者的伤害，控制 X 线片的拍摄频率。

（3）应该至少每 3 个月复查一次；复查时要根据脊柱的可矫正性调整、增强脊柱侧弯矫形器的矫正压力。可以采用增加压垫、热塑变形的方法。

（4）脊柱侧弯矫形器装配后 3～6 个月，检查是否需要更换矫形器。一般发育期的患者每 6 个月需要更换一次新的脊柱侧弯矫形器，或者调整脊柱侧弯矫形器，以适应躯干的生长发育和侧弯的改变；检查时是否拍摄 X 线片和拍摄的方式（是否穿戴脊柱侧弯矫形器，更换前拍或更换后拍）需要由医生和矫形技师根据患者情况确定。

（5）在穿戴 6 个月期间，当患者身高增长较快（如身高增长 2 cm）时，或体重明显增加时，应尽快就医检查，以确定是否需要更换脊柱侧弯矫形器。

🔍 脊柱侧弯矫形器停止使用的标志和方法

1. 停止使用的标志

（1）一般原则：原则上脊柱侧弯矫形器需要穿戴到患者骨骼发育结束，而矫正后的 Cobb 角大于 30° 的患者，往往需要继续穿戴 1～2 年。

骨骼发育的状况一般可以通过患者髂嵴骨骺线发育与闭合的程度（Risser 指征）判断（可以在较清晰的正位 X 线片上分析）。平均而言，骨骼发育结束的时间：女孩在月经初潮后 1.5～2 年，男孩在 16～18 岁之间。临床指征是 4～6 个月身高未见增长，Risser 征 4～5 级（髂嵴骨骺基本完全融合）。

（2）提前停止标志：并不是每一例患者都需要穿戴脊柱侧弯矫形器至发育结束或更长时间。较早发现、较早通过穿戴脊柱侧弯矫形器等方法治疗的患者，例如在 8～9 岁发现脊柱侧弯者，经过几年的保守治疗，如果脱去脊柱侧弯矫形器后，Cobb 角小于 15°，矫形效果基本稳定后，可以在生长期内部分时间穿戴脊柱侧弯矫形器，直至逐渐停止穿戴。但是，患者必须每 1～3 个月接受脊柱检查一次，以防在生长高峰时脊柱侧弯加重。

评定矫形效果的方法：在患者脱去脊柱侧弯矫形器后 2～3 小时，拍摄 X 线片，如果增加的弯曲度数小于 5°，而且弯曲度数小于 15°，则可以开始逐步减少穿戴脊柱侧弯矫形器的时间。

当患者停止穿戴脊柱侧弯矫形器后，一般会发生一定的矫形效果的"丢失"，即脊柱侧弯的程度在矫正后的基础上会有一定的增加，一般每年可达 1°～2°。如果 1 年内 Cobb 角增加 5° 以上，则还需要继续穿戴脊柱侧弯矫形器。在欧洲，患者大多数穿戴色努式脊柱侧弯矫形器。矫形技师往往要求患者穿戴脊柱侧弯矫形器至 20～22 岁，以最大限度地保证矫正效果。

(3)接受手术治疗:在穿戴脊柱侧弯矫形器治疗过程中,如果脊柱侧弯的可矫正性差,矫正的程度不足,或者脊柱侧弯继续发展,则需要及时停止穿戴脊柱侧弯矫形器治疗,寻求手术治疗。需要脊柱专科医生协同治疗小组和患者及家长,根据患者骨发育情况、年龄等因素选择手术时机,决定停用脊柱侧弯矫形器的时间。

2. 停止使用的方法 与脊柱侧弯矫形器装配穿戴初期需要进行的适应性练习步骤相对应,脊柱侧弯矫形器停止使用的过程可以理解为这个步骤的逆过程。由于脊柱侧弯矫形器的穿戴会在一定程度上引起患者躯干肌力的减退,同时,脊柱侧弯矫正效果的维持需要患者自身躯干肌力的支持,停止使用的过程往往需要半年至两年的时间。

患者应逐渐增加不穿戴脊柱侧弯矫形器的时间。具体步骤如下。

(1)在确定矫正效果基本稳定后,增加脱去脊柱侧弯矫形器进行体疗锻炼、体育活动的时间,加大肌力练习的强度。

(2)每天脱去脊柱侧弯矫形器 2～3 小时,3 个月脱掉脊柱侧弯矫形器后 4～6 小时拍摄 X 线片。

(3)采用间隔穿戴、循序渐进的方法,逐步减少白天穿戴脊柱侧弯矫形器的时间。

(4)白天完全不穿戴脊柱侧弯矫形器,但坚持晚上穿戴脊柱侧弯矫形器半年至 1 年。

(5)经过以上过程脊柱侧弯程度稳定的患者,可以完全停止穿戴脊柱侧弯矫形器治疗。

🔍 脊柱侧弯矫形器的疗效分析

1. 疗效综合评价

(1)对于轻度至中度脊柱侧弯(Cobb 角<45°),穿戴脊柱侧弯矫形器具有明显的疗效,可以阻止畸形的发展,避免手术。将脊柱侧弯矫形器穿戴后脊柱侧弯未继续发展或得到矫正视为有效的评价标准。据报道,经过 2 年以上持续随访的脊柱侧弯矫形器治疗后,有效率为 85%～90%;而在治疗 2 年后,未佩戴脊柱侧弯矫形器时的侧弯 X 线片显示,Cobb 角相较于治疗前平均减小了 3°～5°,部分病例甚至实现了完全矫正。

(2)对于 Cobb 角>45°的特发性脊柱侧弯,脊柱侧弯矫形器可以防止或减轻脊柱侧弯的进行性发展,部分矫正畸形,改善脊柱侧弯患者的术前柔软度。对于一部分先天性脊柱侧弯患者或儿童期特发性脊柱侧弯患者,以及没有接受矫形手术的重度脊柱侧弯患者,脊柱侧弯矫形器的辅助治疗可以防止脊柱侧弯进展,并有助于确定手术时间。

2. 穿戴疗效分析

(1)矫正效果的评定指标。

①脊柱侧弯角度:常用 Cobb 角法测量 Cobb 角。

②椎体旋转角度:常用椎弓根法测量椎体旋转角度。

③顶椎偏离骶骨中线距离(AVT):测量脊柱侧弯顶椎棘突距离骶骨中垂线的距离。

④肋骨隆起的高度差测量:患者弯腰时,隆起肋骨与另一侧肋骨的高度差。

⑤外观的改善。

(2)矫正效果的评定方法:检查脊柱侧弯矫形器的矫正效果不仅要比较装配前、后(装配后是指完成适应性练习两周之后)X 线片上的侧弯角度(如 Cobb 角),还要检查其他与矫正相关的细节。

①弯曲评定:通过测量脊柱侧弯角度评估患者脊柱侧弯的可矫正性。初次穿戴脊柱侧弯矫形器后,若 X 线检查提示脊柱侧弯得到 40% 以上的矫正,则治疗效果较好。

②旋转评定:一般通过 X 线检查对比椎体的旋转程度,从而检查脊椎旋转的矫正情况。实践表明,通过压垫克服脊椎的旋转是消除侧向弯曲的先决条件。

③平背评定:在矢状面检查胸椎后凸程度。脊柱侧弯患者常见平背生理性胸椎后凸减小,它妨碍患者胸腔器官的发育。检查内容:穿戴脊柱侧弯矫形器前是否存在平背,穿戴后平背是否加重或得到改善等。

④外观评定:评定外观的改善效果需要对比治疗前后的记录或照片。

⑤姿势评定:检查患者是否处于平衡站立姿势,有无不当的第 7 颈椎偏移,以及肩胛带和骨盆是否平行。

🔍 脊柱侧弯矫形器穿戴前后的脊柱侧弯矫正体操

1. 基本原理 加强脊柱侧弯的躯干肌肉,牵拉凹侧的挛缩肌肉、韧带等组织,以调整两侧的肌肉平衡,达到矫正的目的。

2. 基本方法 在卧位、匍匐位或站立位做节段性脊柱侧弯运动,使运动中形成的侧弯与原来的侧弯相抵消。当一侧上臂上举,肩带向对侧倾斜时,胸椎向同侧弯出。当一侧腿提起,骨盆向对侧倾斜时,腰椎向对侧弯出。当一侧的上下肢同时提起时,产生胸椎凸向同侧,腰椎凸向对侧的复合型侧弯,可以矫正方向相反的复合型侧弯,避免在矫正一个侧弯时加重另一个侧弯。

在不同姿势下,胸椎和腰椎的有利位置有所不同:当采用胸膝位时,第 3 胸椎处于有利位置;肘膝位时,第 8 胸椎为最佳支撑点;手膝位时,则是第 11 胸椎最为适宜;而跪位且手臂离身时,第 2 腰椎成为关键支撑;跪位后仰时,第 4 腰椎则处于最有利的位置。

3. 矫正体操举例 以脊柱胸右腰左复合型侧弯矫正操举例。

一般每天做矫正体操一次,动作要平稳缓慢、配合呼吸,不要憋气。

第一节:挺胸

仰卧,两腿伸直,将左上肢上举并挺起胸部,维持 10 秒,重复 10 次(图 9-3)。

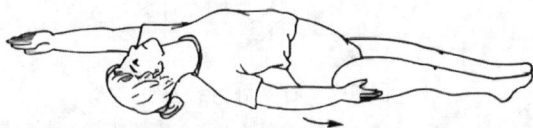

图 9-3 挺胸

第二节:抬左腿

仰卧,两腿伸直,将左上肢上举,抬起左腿,维持 10 秒,重复 10 次(图 9-4)。

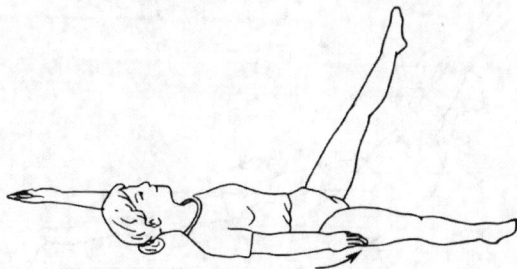

图 9-4 抬左腿

第三节:左单腿"半桥"

仰卧,左上肢上举,左腿屈曲支撑床面,抬起臀部,挺胸,右腿伸直,维持 10 秒,重复 10 次(图 9-5)。

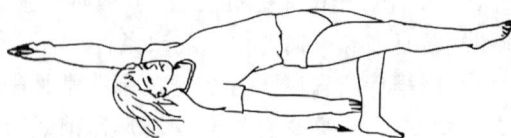

图 9-5　左单腿"半桥"

第四节：左侧卧，抬头及肩

左侧卧，腰下垫小枕，左臂、左肩及头尽量抬起，右臂伸直，维持 10 秒，重复 10 次(图 9-6)。

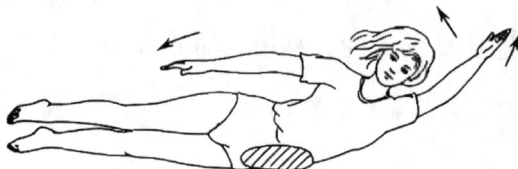

图 9-6　左侧卧，抬头及肩

第五节：右侧卧，抬左腿

右侧卧，胸下垫小枕，左臂上举，左腿尽量上抬，维持 10 秒，重复 10 次(图 9-7)。

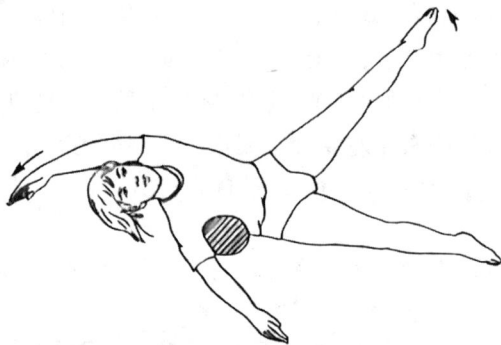

图 9-7　右侧卧，抬左腿

第六节：俯卧，抬头、肩及左臂

俯卧，两腿伸直，头后仰，头和肩部以离开床面为原则，左臂尽量向后举，维持 10 秒，重复 10 次(图 9-8)。

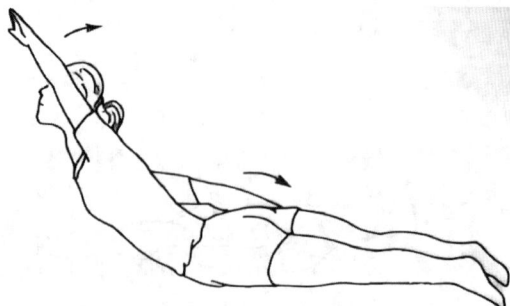

图 9-8　俯卧，抬头、肩及左臂

第七节：俯卧，抬左腿

俯卧，两腿伸直，左臂向前伸展，左腿抬起，维持 10 秒，重复 10 次(图 9-9)。

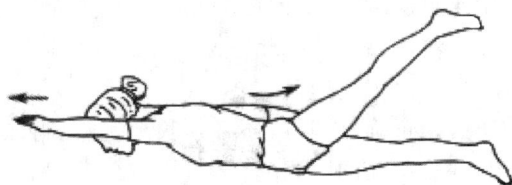

图 9-9　俯卧,抬左腿

第八节:俯卧,抬左手、头、左肩及左腿

俯卧,两腿伸直,左手上抬,头及肩上抬,左腿上抬,维持 10 秒,重复 10 次(图 9-10)。

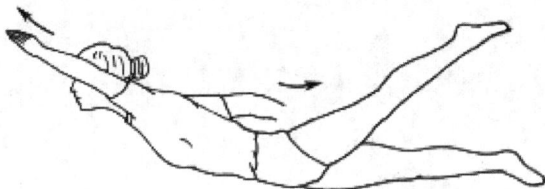

图 9-10　俯卧,抬左手、头、左肩及左腿

第九节:肘膝位,抬头及左臂

肘膝位,头尽量上抬,左臂上抬,维持 10 秒,重复 10 次(图 9-11)。

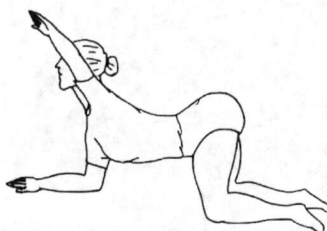

图 9-11　肘膝位,抬头及左臂

第十节:腕膝位,抬左腿

腕膝位,头抬起,左腿抬高,维持 10 秒,重复 10 次(图 9-12)。

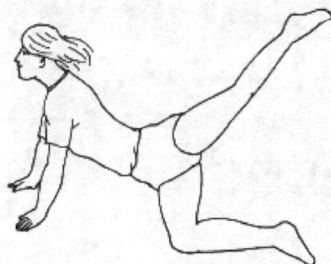

图 9-12　腕膝位,抬左腿

4. 注意事项

(1)可根据体能按以下步骤增加运动量:各节重复 10 次,逐渐增至 20~30 次。第四、五两节练习后,各加练一次,维持动作 30 秒,然后休息 30 秒,重复 2~3 次;练习时在左腿下系 1.5~2 kg 沙袋。第四、六、八、九节,左手持沙袋练习。胸椎左凸、腰椎右凸患者必须把体操中的左右方向完全倒过来练习,并在第四节加大侧弯幅度,同时在第九、十两节改用手膝位。

（2）该矫正体操主要适用于早期阶段、柔韧性较好且脊柱侧弯角度较小的患者。若存在结构性侧弯，则应在穿戴脊柱侧弯矫形器后练习此体操，且这一辅助治疗方式在成人期同样重要，不应忽视。

（3）练习矫正体操时动作必须正确且到位，还必须长期坚持、持续练习，不应轻易放弃。在练习过程中，患者还需注意与呼吸运动的协调配合。

（4）为了巩固矫正体操的疗效，必须同步纠正日常生活中坐、站、行的不良姿势。

足踝疾病辅助技术咨询

足踝部各类疾病、畸形及损伤是人体常见问题，常常引起疼痛、对线异常、并发症等问题，会给身心健康、生活质量带来巨大影响，应当早发现，早治疗。足踝疾病辅助技术主要用于足部畸形、病变等问题导致的功能障碍的康复辅助支持与康复宣传教育，通过辅助技术改善畸形、恢复功能、减轻疼痛。康复辅助技术咨询师需要了解足踝部疾病的病因、临床表现、评定方法等知识，准确地运用 SOAP 流程，为患者制订合适的康复辅助方案。

学习情境十　扁平足的辅助技术咨询

学习情境描述

扫码看课件

患者，男，19 岁，患者近期行减肥健身计划，但锻炼后出现足底内侧肿胀、疼痛，导致行走能力下降，前往医院就诊，足部后侧如图 10-1(a)所示。足底压力检测结果如图 10-1(b)所示。诊断为扁平足。

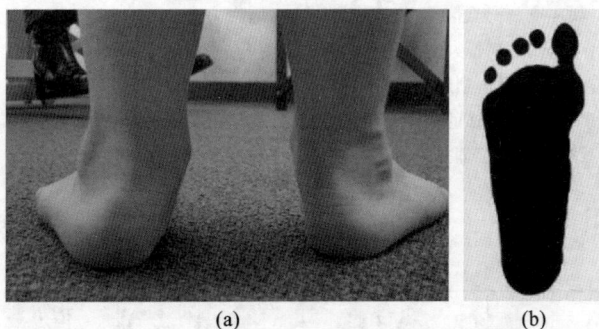

(a)   (b)

图 10-1　扁平足外观及足底压力印迹

医生建议该患者使用辅助技术。应患者家属要求，你已来到医院与患者及家属见面。你应如何开展康复辅助技术咨询？请为患者制订相关的康复辅助技术咨询方案。

学习目标

（1）了解扁平足引起的运动功能障碍。

（2）通过学习扁平足的病因、临床表现、检查方法等知识正确完成其康复辅助技术的 SOAP流程。

（3）在整个 SOAP 流程中，注重团队配合，关爱患者，运用人际沟通技巧与患者及家属进行良好的沟通，能够对患者及家属进行康复宣传与康复教育。

任务书

姓名：　　　　　　　　　班级：　　　　　　　　　学号：

任务分析		临床表现与特点	
		康复要点	
		辅助技术选择	
		注意事项	
任务实施	S	主诉	
		症状	
		特殊问题	
		现病史	
		过去史	
	O	视诊	
		触诊	
		运动检查	
		神经检查	
	A	分析结果	
	P	康复辅助方案	

注意：完成工作任务后，康复辅助技术咨询师必须明确以下方面。

（1）症状的主要来源：如患者是否为解剖结构上的问题、意识行为问题等。

（2）造成症状的各种因素：如环境、行为、情感、躯体或生物力学因素。

（3）需要重复检查的内容：可以作为病情好转或恶化的标志性内容，并用＊号加以标注。

（4）在体格检查（客观检查）中的注意事项和禁忌证。

（5）疾病的预后受很多因素影响，如损伤的范围和阶段，患者的期望、性格及生活方式等。

（6）如何更好地对患者及其病情进行管理并提供更有效的措施与建议？

任务分组

班级		组号		指导教师	
组长		学号			
组员	姓名	学号		姓名	学号
任务分工					

🔍 **获取信息**

了解本学习情境需要掌握的内容（包括扁平足的检查评估流程和数据采集方法），熟悉扁平足的病因及生物力学原理，并收集相关资料。

❓ **引导问题**

1. 足弓有哪些？
2. 维持足弓的肌肉有哪些？
3. 简述足弓的功能。
4. 什么是扁足平？

◈ **小提示**

1. 足弓的定义　足弓是由足的 7 块跗骨、5 块跖骨以及足部的关节、韧带、肌腱共同构成的凸向上方的弓形结构，分为内侧纵弓、外侧纵弓、横弓（图 10-2 至图 10-5）。

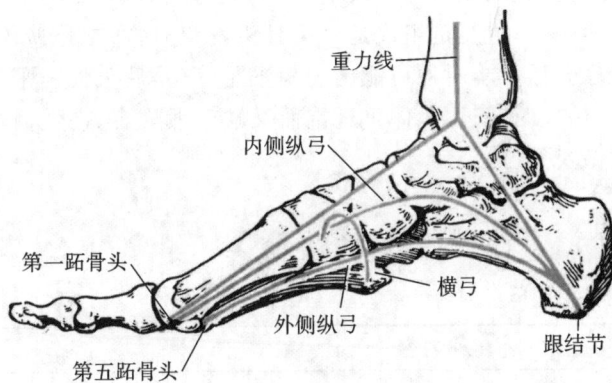

图 10-2　足弓

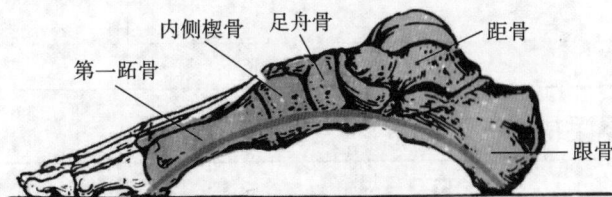

图 10-3　足内侧纵弓（弹性足弓）

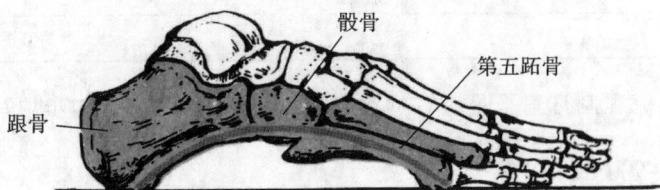

图 10-4　足外侧纵弓（支撑足弓）

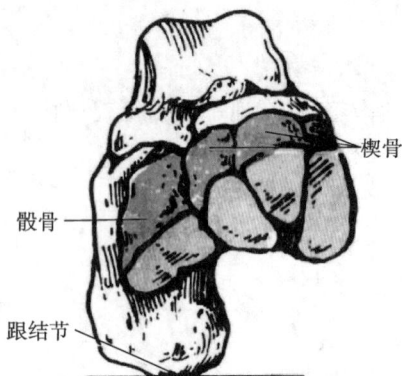

图 10-5　右足横弓后部跟结节

2. 足弓的功能

（1）"三角架"：它能使人体稳固地站立于任何高低不平的地面。

（2）弹簧功能：各骨之间关节、韧带连结使足弓有一定的弹性，从而利于完成行走、跑跳等动作。

（3）足弓对通过的血管、神经和肌腱有保护作用。

3. 扁平足　扁平足是指足的纵弓降低或消失，站立时足弓塌陷，足的内缘接近地面。扁平足的成因：一是先天发育畸形，主要是组成足弓的骨头发育异常；二是遗传性因素，即父母有程度不等的扁平足，孩子在开始学步时便可能出现扁平足；三是后天性扁平足，成因较多，如发育期营养不良、休息不够、站立时间过久、体重过重而又缺乏锻炼、患慢性消耗性疾病（如结核病）后穿鞋不当、外伤性关节炎等。

工作计划

（1）小组进行分工，完成下表内容。

步骤	工作内容	负责人
S		
O		
A		
P		

（2）制订耗材、评估工具清单。

序号	名称	型号与规格	单位	数量	备注

（3）按照 SOAP 流程制订扁平足患者的康复辅助技术咨询方案，初步填写任务书。

进行决策

小组内讨论每个同学的康复辅助技术咨询方案，分析优劣，综合每位同学的意见，确定小组的最终康复辅助技术咨询方案。教师结合各小组完成情况进行点评，修正最终方案。

工作实施

(1)按照本组制订的计划(最终方案)对标准化患者实施康复辅助技术咨询。

(2)康复辅助技术咨询一般步骤。

任务步骤		任务程序	注意事项
S	主诉	问清现存症状的形式、范围、深度、性质、程度,异常感觉及症状间关系	①有效倾听;②善于引导患者谈话;③多采用开放式谈话,少用闭合式谈话;④减少专业术语的使用;⑤注意沟通的完整性,重视患者反馈的信息;⑥处理好谈话中的沉默;⑦善于使用积极的言语,避免使用伤害性言语
	症状	问清加重因素、缓解因素	
	特殊问题	了解全身健康状况	
	现病史	记录现有症状开始和改变的时间	
	过去史	记录先前相关病史信息	
O	视诊	观察患者足部的皮肤是否有发红、肿胀等症状;患者站立时,从后方观察其足跟是否向外倾斜,以及足弓是否塌陷	①测量时充分暴露被测量关节,先确定骨性标志,再放置量角器;②如关节活动受限,先测量关节的主动活动度,后测量被动活动度,分别记录;③评估受力时,对比左右侧(健患侧),且最好先检查健侧以确定施加阻力的大小;④检查中应给予适当鼓励性的指令,以便提高受检者的主观能动性
	触诊	用手指按压足弓部位,感受足弓的弹性和硬度	
	运动检查	观察患者在进行特定动作(如提踵试验)时足部的反应;进行步态分析	
	神经检查	检查患者下肢的感觉功能,包括触觉、痛觉和温度觉等;检查患者的深反射、浅反射	
A	分析结果	根据各项主观检查、客观检查结果和运动解剖学、生物力学知识进行综合分析与总结,得出功能障碍分析结果	—
P	制订计划	根据明确的分析结果,为患者有针对性地制订康复辅助计划	①根据患者的脚和扁平足程度定制或选择合适型号的矫形鞋垫;②如患者年龄较小,可选用距下关节制动器;③注意矫形器是否会对足部造成压伤

评价反馈

学生进行自评,评价自己能否完成扁平足的辅助技术咨询的学习,能否按时完成整个SOAP流程和填写任务书,有无任务遗漏。教师对学生进行评价的内容:报告书写是否工整、规范,报告内容数据是否出自实训、真实合理,阐述是否详细,认识体会是否深刻,结果分析是否合理,是否达到了实训的目的。

(1)学生进行自评,并将结果填入下面学生自评表中。

班级: 姓名: 学号:

学习情境:

评价项目	评价标准	分值	得分
主观评估	通过谈话问清现存症状,获得有效信息	10	
客观检查	准确、合理、规范地完成所需评估项目	10	
结果评定	准确分析功能障碍结果及形成因素	15	
辅助计划	提供准确、有效的辅助计划和康复建议	15	
工作态度	态度端正,无无故缺勤、迟到、早退现象	10	
工作质量	能按计划完成工作任务	10	
协调能力	与小组成员、其他同学之间能合作交流,协调工作	10	
职业素质	关爱残疾人,有爱心、耐心、细心、责任心	10	
创新意识	运用 SOAP 流程拓展工作	10	
合计		100	

(2)学生以小组为单位,对学习的过程与结果进行互评,将互评结果填入下面学生互评表中。

学习情境									评价对象(组别)					
评价项目	分值	等级							1	2	3	4	5	6
职业素养	15	优	13~15	良	10~12	中	7~9	差	0~6					
工作效率	10	优	9~10	良	7~8	中	5~6	差	0~4					
计划合理	15	优	13~15	良	10~12	中	7~9	差	0~6					
方案准确	15	优	13~15	良	10~12	中	7~9	差	0~6					
团队合作	10	优	9~10	良	7~8	中	5~6	差	0~4					
组织有序	10	优	9~10	良	7~8	中	5~6	差	0~4					
操作规范	10	优	9~10	良	7~8	中	5~6	差	0~4					
成果展示	15	优	13~15	良	10~12	中	7~9	差	0~6					
合计	100													

(3)教师对学生工作过程与工作结果进行评价,并将评价结果填入下面教师综合评价表中。

学习情境		评价标准	分值	得分
评价项目		评价标准	分值	得分
工作过程 (50%)	S(10)	有效倾听	3	
		谈话技巧合理;能较好处理谈话中的沉默	4	
		注意沟通的完整性,重视患者反馈的信息	3	

续表

评价项目		评价标准	分值	得分
工作过程 (50%)	O(10)	评估内容合理、安全、有效	4	
		操作位置准确	2	
		评估顺序标准	2	
		评估中使用恰当指令,以提高患者的主观能动性	2	
	A(10)	基础知识运用合理	2	
		准确分析功能障碍的影响因素	4	
		评定结果准确	4	
	P(20)	提供准确、有效的辅助计划	10	
		开展有针对性的康复教育	5	
		针对患者的期望给予回复	5	
职业素养 (20%)	思政目标	关爱残疾人,有爱心、耐心、细心、责任心	5	
	工作习惯	具有安全意识、责任意识、服务意识	5	
	工作态度	积极参加教学活动,按时完成评价表,遵守考勤制度	5	
	团队精神	具有团队合作能力和与团队成员有效交流的能力	5	
项目成果 (30%)	工作完整	能按时完成任务	5	
	工作规范	能按规范要求开展 SOAP	10	
	辅具报告	能针对情境设计辅助计划	10	
	成果展示	能准确表达并汇报工作成果	5	
合计			100	

(4)综合评价表如下。

自评(20%)	小组互评(30%)	教师评价(50%)	综合得分

学习情境的相关知识点

扁平足的临床症状

扁平足患者可能没有任何症状,也可能出现不同程度的临床症状,从轻微疼痛或活动受限到剧烈疼痛或者严重畸形。临床表现为足跟外翻、足弓塌陷、前足外展、多趾症,可能伴随有踇外翻、踇僵硬、跟腱挛缩、胫骨内旋、胫后肌功能不良等。

早期表现为踝关节前内侧疼痛,尤其在长时间站立或行走时疼痛更明显,休息后疼痛减轻。疼痛关节处有肿胀,严重时影响走路。疼痛还可能沿着跖趾关节的后跟外侧或沿着足底筋膜分布。由于生物力学方面的原因,扁平足还可能引起其他症状,如膝外翻-X 形腿、膝关节内侧或前侧疼痛、外胫夹、阿基里斯腱炎和下腰痛等。

扁平足的病因

1. 先天性遗传因素 先天性遗传因素可引发多种骨骼异常,主要包括跗骨联合、副舟骨发育过大、先天性垂直距骨伴第 1 跖骨发育短小、舟骨结节异常增长、先天性扁平足、先天性仰趾外翻畸形以及马方综合征等。其中，副舟骨与舟骨结节的过度发育会导致胫骨后肌肌腱附着处变得脆弱；而第 1 跖骨相对较短时，其他跖骨则需承受更大压力，这也是遗传性全身性关节松弛的一种表现，例如马方综合征患者就可能出现此类情况。此外，跗骨融合现象也时有发生，并常常伴随着腓骨肌痉挛。

2. 后天性因素

（1）成人可屈性扁平足：小儿内侧足弓部分或全部消失后进一步发展而成，可能表现为单侧受影响，但更多情况下是双侧均受影响。患者的足弓若在脚趾站立试验中可恢复，通常不需要治疗，除非出现了临床症状，如足弓、足跟或外侧足痛，往往在承重活动（如行走、跑步或滑冰）时加重。

（2）胫骨后肌肌腱功能不良：胫骨后肌肌腱是维持内侧纵弓的主要因素，肌腱变弱或者损伤都会引起扁平足症状。此症状在 45～65 岁女性中较常见，而损伤的情况较少，大多是对该肌肉的过度使用所致。通常严重僵硬性扁平足早期会出现沿胫骨后肌肌腱疼痛的现象。

（3）医源性因素：如马蹄内翻足手术后过度矫正而引发扁平足。随着石膏固定术逐渐取代手术治疗，此情况会慢慢减少。

（4）外伤：如脚踝、中足或后足骨折后骨的不完全愈合或融合为外翻位。软组织损伤（如胫骨后肌肌腱的拉伤）也会导致扁平足。

（5）关节炎：患者初期疼痛和畸形并不明显，有进行性发展的特点。

（6）夏科氏足：伴有周围神经的病变、感觉丧失，通常见于糖尿病患者，梅毒、麻风病和其他神经性病变较少见。

（7）神经肌肉性因素：引发一系列症状而导致肌肉肌力减弱或过劳，可能为先天性或后天获得。腓骨肌挛缩、中风、外伤和一些医源性因素可引发此问题。

🔍 扁平足的分级及测量方法

1. 足印法　在测试对象脚底均匀涂抹颜料，在涂抹颜料时要注意涂满脚底并超出一些以防止遗漏。当脚底的颜料稍干时，将足完整地踩在准备好的纸张上面。测量时协助被测者一只脚踩在水平面上，然后轻轻抬起另一只脚。若前脚掌与后脚掌的印记断开，则可以判断为高弓足；若足弓印记连在一起，但没有超过脚的中趾连线，则可视为扁平足；如果前后脚掌连通，并且几乎同宽，则可视为平足。平足和扁平足之间以一指间距分为轻微、中度和严重三个级别（图 10-6）。

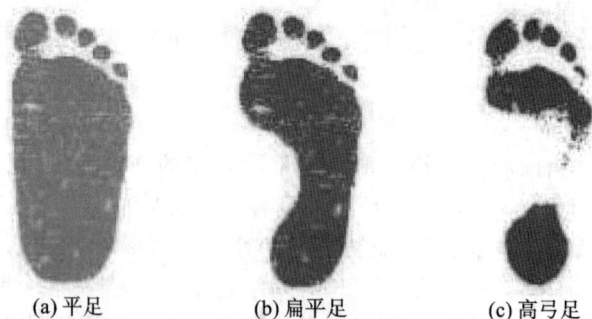

(a) 平足　　　　　(b) 扁平足　　　　　(c) 高弓足

图 10-6　足印法

2. 比例法　通过足印的踇趾内侧缘到足跟内缘画一条切线，通过比较足印空白区最宽宽度与实心区最窄宽度以确定是否患有扁平足及其严重程度。正常足印两部分之比是 2∶1，轻度扁平足、中度扁平足两部分之比分别是 1∶1 和 1∶2，重度扁平足无空白区（图 10-7）。

3. 画线法　测试者先用笔和尺画一条足弓内缘切线——第一线，再自中趾（第 3 趾）中心至

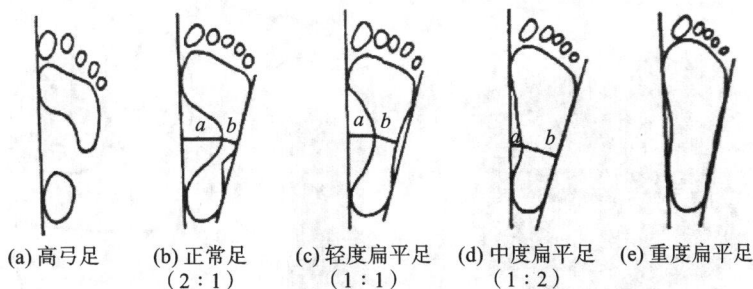

| (a) 高弓足 | (b) 正常足
（2∶1） | (c) 轻度扁平足
（1∶1） | (d) 中度扁平足
（1∶2） | (e) 重度扁平足 |

图 10-7　比例法

足跟正中点画一条线——第二线，一二线相交成角，再画一条该角的等分线——第三线。三条线将足印分成内侧、中间和外侧三部分。正常足弓的足弓内缘在外侧部分，轻度扁平足和中度扁平足的足弓内缘分别在中间和内侧，重度扁平足足弓内缘超出内侧部分。

4. 足底压力检测法　测试者脱鞋、袜，单足站立在测力板上，测试各部分（前掌、中足和后跟）压力，若足中部内侧与足中部整体压力的比值大于 24%，即为扁平足。通过分析测量结果可以获取脚长、脚宽以及在冲击时保持一致的若干脚型数据，这些数据对于比较扁平足与正常足的足底压力分布特征具有指导意义。

🔍 矫形鞋垫的类型

1. 矫形鞋垫的结构　根据足部解剖，可将矫形鞋垫分为前足部分、中足部分和后足部分。

（1）前足部分：通常由软性材料或压力分散材料制成，用于容纳前足的长度和宽度，主要作用是提高舒适性。

（2）中足部分：鞋垫的核心结构，用于支撑、矫正足弓，是矫形鞋垫的重要组成部分。

（3）后足部分：用于包裹足跟，保证矫形鞋垫的稳定性。

另外，在矫形鞋垫主体与人体之间往往需要一层界面，用于增加鞋垫的美观度，提高鞋垫穿着的舒适性，通常主要采用皮革等防滑、透气材料。

2. 矫形鞋垫的构件

（1）贴片：按照粘贴方法，贴片可以分为外贴片和内贴片。外贴片可以直接粘贴到鞋垫的底面，内贴片需要将鞋垫正面外层材料磨掉后使用。

①楔形垫：放在前足、后足或整个足底面的外侧厚、内侧薄或内侧厚、外侧薄的贴片。前足楔形垫用于治疗前足内外旋，后足楔形垫用于治疗后跟内外翻。

②补高垫：粘贴在后跟底面，用于提高跟骨高度。补高垫可用于临时缓解由于足底筋膜炎、跟腱炎等引起的疼痛症状，也可用于轻度的双下肢不等长的长度补偿。

③免压垫：粘贴在鞋垫内面，通常位于骨突部位，以减轻这些部位的压力。贴片形状多样，具有较强的灵活性（图 10-8）。

④其他垫：足底贴片也可以粘贴在跖骨头下方、足弓下方等位置，用于不同类型足部问题的治疗。

（2）压垫。

①跖骨垫：放于一个或几个跖骨头的后方，将压力从跖骨头转移到跖骨体。跖骨垫用于缓解前足或横弓区域存在的压力集中问题。通常将放于第 2～4 跖骨头后方的跖骨垫称为横马垫。

②趾骨垫：通常位于脚趾窝处，远端趾间关节与跖趾关节之间，用以减轻脚趾趾腹或趾背的过度负荷。趾骨垫用于治疗锤状趾等。

③神经瘤垫：放于足底跖骨头之间的小而窄的垫片。神经瘤垫用于增加跖间空间，缓解跖

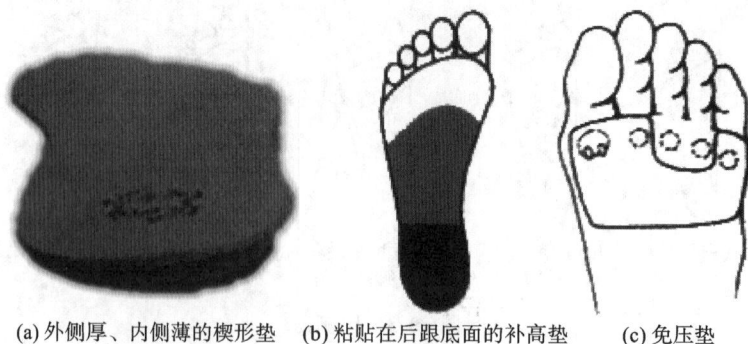

(a) 外侧厚、内侧薄的楔形垫　　(b) 粘贴在后跟底面的补高垫　　(c) 免压垫

图 10-8　贴片

间神经瘤或跖骨滑囊炎引起的症状。

④足掌垫:放于跖骨头下方,起减震、分散足底压力的作用。

⑤足弓垫:放于足内侧纵弓处,起支撑和缓冲的作用。

⑥骰骨垫:放于骰骨正下方,可以抬高骰骨内侧缘,起到分散足底压力、支撑和稳定外侧足弓的作用。

⑦后跟垫:覆盖在后跟杯上,起缓冲作用,用于增加后足减震性,缓解跟腱炎等引起的症状。

⑧马蹄形垫:马蹄形垫是围绕后跟外缘的 U 形垫,可以在后跟中心区创建一个凹槽,以减轻跟骨负荷,用于缓解由跟骨骨赘、跟骨滑囊炎、足跟痛等引起的疼痛症状(图 10-9)。

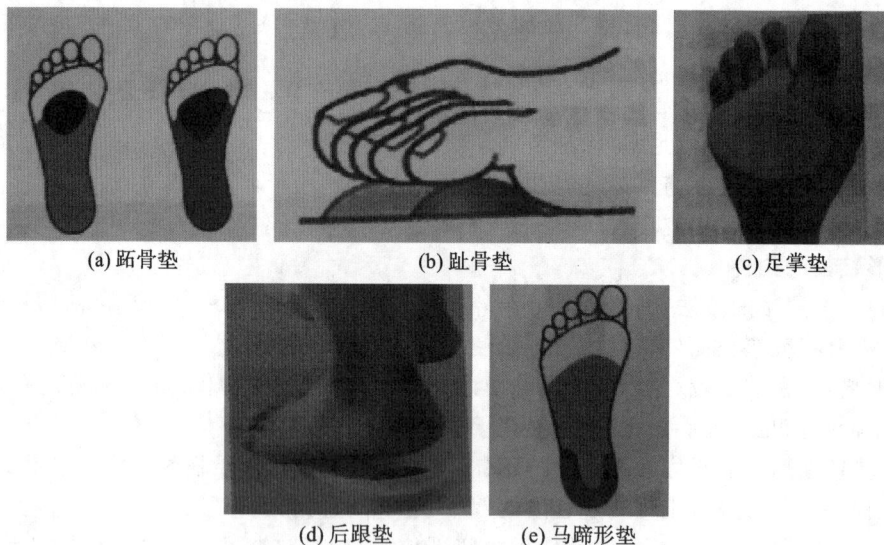

(a) 跖骨垫　　　　　　　　　(b) 趾骨垫　　　　　　　　　(c) 足掌垫

(d) 后跟垫　　　　　　(e) 马蹄形垫

图 10-9　压垫

(3)凹槽:鞋热材料表面的凹陷,可减轻某些特定区域的负荷。

①第 1 跖趾关节凹槽:鞋垫在对应第 1 跖趾关节区域的凹槽,以使足旋前,有利于第 1 跖骨的跖屈(图 10-10)。

②其他跖趾关节凹槽:鞋垫在对应一个或几个跖趾关节的凹槽,用于跖趾关节的免荷,减轻跖趾关节的负荷。

③足底筋膜凹槽:鞋垫在对应跖骨区域的凹槽,用于足底筋膜的免荷。

④舟骨凹槽:鞋垫在对应舟状骨区域的凹槽,用于舟骨的免荷。

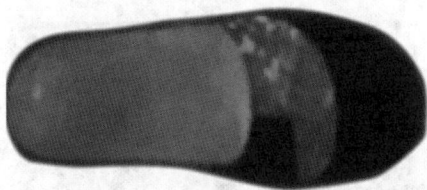

图 10-10　第 1 跖趾关节凹槽

⑤足跟凹槽：鞋垫在对应脚后跟中心区域的凹槽，用于缓解由跟骨骨赘、跟骨痛等引起的疼痛症状(图 10-11)。

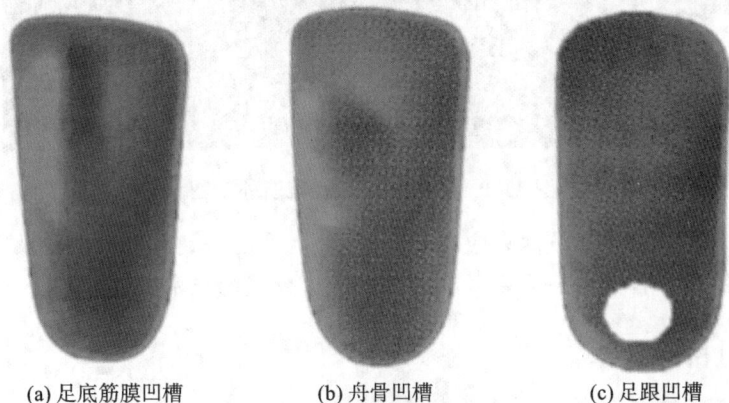

(a) 足底筋膜凹槽　　　　(b) 舟骨凹槽　　　　(c) 足跟凹槽

图 10-11　凹槽

(4)延伸垫。

①莫顿延伸垫：位于第 1 跖趾关节下的长形垫片，以限制跗趾的运动范围。莫顿延伸垫用于缓解由跗囊炎、跗僵硬等引起的症状。

②反莫顿延伸垫：位于第 2～5 跖趾关节下的长宽形垫片，可增加跗趾运动范围。反莫顿延伸垫用于治疗跗囊炎、籽骨炎和前足外翻畸形(图 10-12)。

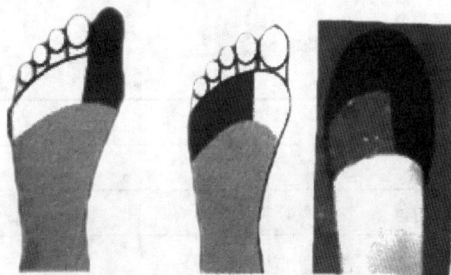

(a) 莫顿延伸垫　　　　(b) 反莫顿延伸垫

图 10-12　延伸垫

学习情境十一　糖尿病足的辅助技术咨询

📝 学习情境描述

扫码看课件

患者，男，79 岁，患糖尿病 15 年，近期足底疼痛、破溃，前往医院就诊，足部如图 11-1 所示，左足第 1 跖趾关节底破溃。

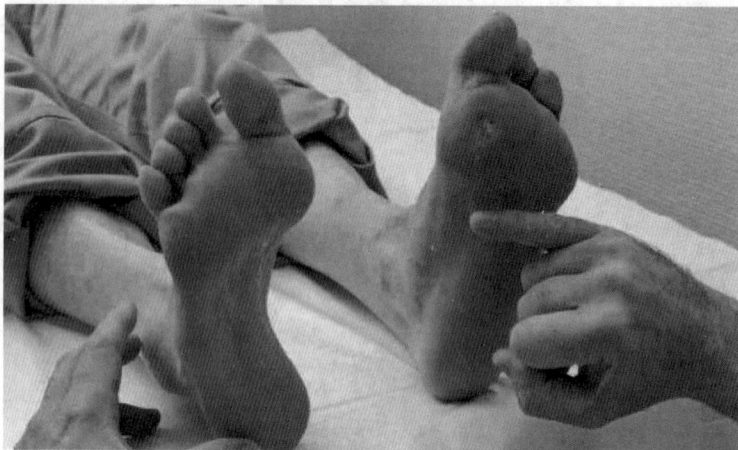

图 11-1　糖尿病足足底破溃外观图

　　医生建议该患者使用辅助技术。应患者家属要求,你已来到医院与患者及家属见面。你应如何开展康复辅助技术咨询? 请为患者制订相关的康复辅助技术咨询方案。

🎯 学习目标

　　(1)了解糖尿病足引起的运动功能障碍。

　　(2)通过学习糖尿病足的病因、临床表现、检查方法等知识正确完成其康复辅助技术的SOAP 流程。

　　(3)在整个 SOAP 流程中,注重团队配合,关爱患者,运用人际沟通技巧与患者及家属进行良好的沟通,能够对患者及家属进行康复宣传与康复教育。

🗂 任务书

姓名:　　　　　　　　班级:　　　　　　　　学号:

任务分析	临床表现与特点	
	康复要点	
	辅助技术选择	
	注意事项	
任务实施	S　主诉	
	症状	
	特殊问题	
	现病史	
	过去史	
	O　视诊	
	触诊	
	运动检查	
	神经检查	

续表

任务实施	A	分析结果	
	P	康复辅助方案	

注意:完成工作任务后,康复辅助技术咨询师必须明确以下方面。

(1)症状的主要来源:如患者是否为解剖结构上的问题、意识行为问题等。

(2)造成症状的各种因素:如环境、行为、情感、躯体或生物力学因素。

(3)需要重复检查的内容:可以作为病情好转或恶化的标志性内容,并用＊号加以标注。

(4)在体格检查(客观检查)中的注意事项和禁忌证。

(5)疾病的预后受很多因素影响,如损伤的范围和阶段,患者的期望、性格及生活方式等。

(6)如何更好地对患者及其病情进行管理并提供更有效的措施与建议?

👥 任务分组

班级		组号		指导教师	
组长		学号			
组员	姓名	学号		姓名	学号
任务分工					

🔍 获取信息

了解本学习情境需要掌握的内容(包括糖尿病足的检查评估流程和数据采集方法),熟悉糖尿病足的病因及生物力学原理,并收集相关资料。

❓ 引导问题

1. 足底压力如何分布?

2. 列举并详细描述进行足部视诊时应该关注的几个关键区域和异常表现,如皮肤颜色、温度、湿度、破损、溃疡等。

◈ 小提示

1. 足底压力分布　在站立或运动时,体重经踝关节传至距骨,后经足弓分布于三个负重点,即跟骨、第 1 跖骨和第 5 跖骨。足跟负重约 50%,拇趾和小趾负重约 50%。可采用在足底涂颜料后踏在纸上的方法,观察足底留下的印迹;也可使用足印板采集蓝印图的方法,通过足底压力检测设备获得足底压力分布数据(图 11-2)。

2. 足部视诊鉴别　在充足的光线下检查足部皮肤有无瘀斑、窦道、瘢痕、鸡眼和胼胝等,并注意颜色和纹理。

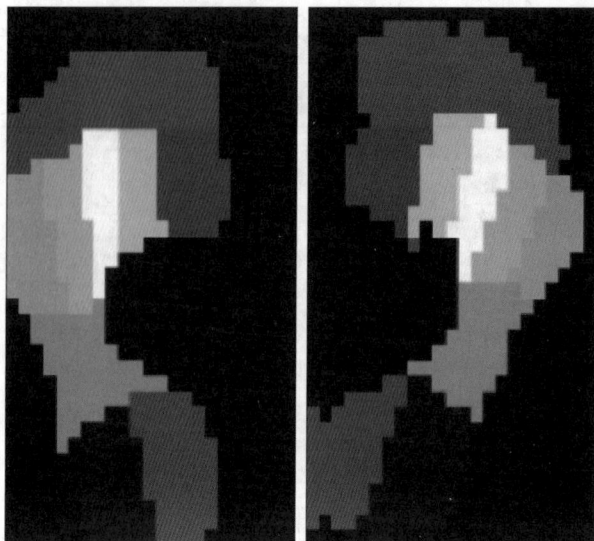

图 11-2　足底压力分布数据图

（1）瘀斑：踝关节骨折或扭伤时，常于踝外前方跗骨窦处有皮下瘀斑。瘀斑位于足底时应怀疑跟骨骨折。

（2）瘢痕和窦道：见于骨关节结核或化脓性感染患者。经久不愈的窦道或时溃时愈的瘢痕，多属于骨关节慢性炎症病变。

（3）静脉曲张和象皮肿：踝部和以上的小腿内侧及外后侧的小隐静脉蜿蜒曲折，形成球团状改变。慢性皮肤增厚引起象皮样改变，为象皮肿。

（4）颜色与纹理：下肢与足踝部颜色的改变，提示血供有无障碍。下肢骨折经固定后拆除固定物时，可呈现紫红色与水肿，表示静脉回流欠佳，需长时间恢复。软组织肿胀严重时，注意与对称部位比较。一旦肿胀消退，原本因肿胀而消失的皱纹会重新出现。

（5）鸡眼与胼胝：多发生在足底受力或摩擦部位。鸡眼多见于骨突尖锐及皮下组织较单薄部位，如锤状趾背侧。胼胝多见于骨突圆钝及皮下组织较厚部位。

🕐 工作计划

（1）小组进行分工，完成下表内容。

步骤	工作内容	负责人
S		
O		
A		
P		

（2）制订耗材、评估工具清单。

序号	名称	型号与规格	单位	数量	备注

（3）按照 SOAP 流程制订糖尿病足患者的康复辅助技术咨询方案，初步填写任务书。

进行决策

小组内讨论每个同学的康复辅助技术咨询方案，分析优劣，综合每位同学的意见，确定小组的最终康复辅助技术咨询方案。教师结合各小组完成情况进行点评，修正最终方案。

工作实施

（1）按照本组制订的计划（最终方案）对标准化患者实施康复辅助技术咨询。

（2）康复辅助技术咨询一般步骤。

任务步骤		任务程序	注意事项
S	主诉	问清现存症状的形式、范围、深度、性质、程度、异常感觉及症状间关系	①有效倾听； ②善于引导患者谈话； ③多采用开放式谈话，少用闭合式谈话； ④减少专业术语的使用； ⑤注意沟通的完整性，重视患者反馈的信息； ⑥处理好谈话中的沉默； ⑦善于使用积极的言语，避免使用伤害性言语
	症状	问清加重因素、缓解因素	
	特殊问题	了解全身健康状况	
	现病史	记录现有症状开始和改变的时间	
	过去史	记录先前相关病史信息	
O	视诊	观察患者足部皮肤的颜色、温度，是否干燥、脱屑、皲裂，有无水疱、胼胝、溃疡、感染、坏疽等状况；观察足部形态是否异常，如有无畸形、肿胀、肌肉萎缩	①测量时充分暴露被测量关节，先确定骨性标志，再放置量角器； ②如关节活动受限，先测量关节的主动活动度，后测量被动活动度，分别记录； ③评估受力时，对比左右侧（健患侧），且最好先检查健侧以确定施加阻力的大小； ④检查中应给予适当鼓励性的指令，以便提高受检者的主观能动性
	触诊	用手指轻触足背动脉，检查其搏动情况	
	运动检查	关注患者行走过程中是否出现跛行；进行足底受力评估、步态观察	
	神经检查	检查患者能否正常感知温度变化、触觉刺激；检查患者的深反射、浅反射；进行神经病变检查等	
A	分析结果	根据各项主观检查、客观检查结果和运动解剖学、生物力学知识进行综合分析与总结，得出功能障碍分析结果	—
P	制订计划	根据明确的分析结果，为患者有针对性地制订康复辅助计划	①矫形器的选择应适应足部大小，减少足底压力峰值； ②可使用矫形鞋垫、足踝矫形器、全接触石膏等； ③选择合适的矫形器类型和尺寸，配合药物治疗及物理治疗等手段

👍 评价反馈

学生进行自评,评价自己能否完成糖尿病足的辅助技术咨询的学习,能否按时完成整个SOAP流程和填写任务书,有无任务遗漏。教师对学生进行评价的内容:报告书写是否工整、规范,报告内容数据是否出自实训、真实合理,阐述是否详细,认识体会是否深刻,结果分析是否合理,是否达到了实训的目的。

(1)学生进行自评,并将结果填入下面学生自评表中。

班级:　　　　　　　　　姓名:　　　　　　　　　学号:

学习情境:

评价项目	评价标准	分值	得分
主观评估	通过谈话问清现存症状,获得有效信息	10	
客观检查	准确、合理、规范地完成所需评估项目	10	
结果评定	准确分析功能障碍结果及形成因素	15	
辅助计划	提供准确、有效的辅助计划和康复建议	15	
工作态度	态度端正,无无故缺勤、迟到、早退现象	10	
工作质量	能按计划完成工作任务	10	
协调能力	与小组成员、其他同学之间能合作交流,协调工作	10	
职业素质	关爱残疾人,有爱心、耐心、细心、责任心	10	
创新意识	运用SOAP流程拓展工作	10	
合计		100	

(2)学生以小组为单位,对学习情境的过程与结果进行互评,将互评结果填入下面学生互评表中。

学习情境								评价对象(组别)					
评价项目	分值	等级						1	2	3	4	5	6
职业素养	15	优	13～15	良	10～12	中	7～9	差 0～6					
工作效率	10	优	9～10	良	7～8	中	5～6	差 0～4					
计划合理	15	优	13～15	良	10～12	中	7～9	差 0～6					
方案准确	15	优	13～15	良	10～12	中	7～9	差 0～6					
团队合作	10	优	9～10	良	7～8	中	5～6	差 0～4					
组织有序	10	优	9～10	良	7～8	中	5～6	差 0～4					
操作规范	10	优	9～10	良	7～8	中	5～6	差 0～4					
成果展示	15	优	13～15	良	10～12	中	7～9	差 0～6					
合计	100												

(3)教师对学生工作过程与工作结果进行评价,并将评价结果填入下面教师综合评价表中。

学习情境				
评价项目		评价标准	分值	得分
工作过程（50%）	S(10)	有效倾听	3	
		谈话技巧合理；能较好处理谈话中的沉默	4	
		注意沟通的完整性，重视患者反馈的信息	3	
	O(10)	评估内容合理、安全、有效	4	
		操作位置准确	2	
		评估顺序标准	2	
		评估中使用恰当指令，以提高患者的主观能动性	2	
	A(10)	基础知识运用合理	2	
		准确分析功能障碍的影响因素	4	
		评定结果准确	4	
	P(20)	提供准确、有效的辅助计划	10	
		开展有针对性的康复教育	5	
		针对患者的期望给予回复	5	
职业素养（20%）	思政目标	关爱残疾人，有爱心、耐心、细心、责任心	5	
	工作习惯	具有安全意识、责任意识、服务意识	5	
	工作态度	积极参加教学活动，按时完成评价表，遵守考勤制度	5	
	团队精神	具有团队合作能力和与团队成员有效交流的能力	5	
项目成果（30%）	工作完整	能按时完成任务	5	
	工作规范	能按规范要求开展 SOAP	10	
	辅具报告	能针对情境设计辅助计划	10	
	成果展示	能准确表达并汇报工作成果	5	
合计			100	

（4）综合评价表如下。

自评（20%）	小组互评（30%）	教师评价（50%）	综合得分

学习情境的相关知识点

足的局部检查

在糖尿病足局部检查前需了解溃疡的原因、持续时间、发展过程和治疗经过，既往的溃疡和血管重建手术，足矫正手术史，特别要注意患者足部溃疡的位置、面积、深度、溃疡基底情况，周围组织的颜色，肉芽组织是否丰满、色泽等。还要检查患者的足部是否有畸形、水肿，鞋、袜是否合适等。局部检查包括周围神经检查、下肢血管检查和与感染有关的检查。

1.溃疡的检查 检查溃疡的深度是否累及骨组织以及是否合并感染，要比了解单纯的溃疡的面积更重要。另外,必须了解溃疡的性质(缺血性溃疡或神经性溃疡)。神经性溃疡时神经病变为主要病因,机体血液循环良好,患者的足部通常温暖、麻木、干燥,痛觉不明显,足部动脉搏动良好,溃疡主要发生于足底压力增高处,如出现胼胝的部位。神经-缺血性溃疡患者往往同时有周围神经病变和周围血管病变,他们的足部是凉的,可伴有休息时疼痛,溃疡好发于足边缘部。单纯缺血所致的足溃疡无神经病变,很少见。国内糖尿病足溃疡主要是神经-缺血性溃疡。

2. 神经系统的检查　　主要目的是了解患者是否存在感觉神经、自主神经和运动神经的异常。

(1)感觉神经异常的评定:通常使用 10 g 尼龙丝测定触觉。可以选择足背和足底的 5 个点,如果 2 个点以上不能感觉到尼龙丝的触诊,则为异常。本方法简单,重复性好,已经被广泛应用。还可以通过音叉测试或测定感觉震动阈值评定。此方法因为是半定量法,更被大家接受。一般认为结果超过 25 mV 有意义。对于检查位置各家报道不一,通常选择踇趾。

(2)自主神经异常的评定:可通过贴膜试验,根据膜颜色的变化了解足底出汗情况。更简单的方法是观察患者足部和下肢皮肤是否有干燥、毳毛脱落和检查皮肤温度。可使用红外线皮肤温度测量法直接测定皮肤温度。其意义是通过温度的差异了解是否存在炎症。如无局部炎症,而皮肤温度升高,提示患者可能存在自主神经病变导致的足部动静脉短路,即部分动脉血未经过微循环而直接进入静脉。

(3)运动神经异常的评定:主要检查患者下肢肌肉有无萎缩以及由此造成的畸形、踝关节的运动是否灵活、关节有无畸形。肌电图检查的目的是了解神经传导速度,它是诊断神经病变的一项公认且准确的检测手段,但是由于检查烦琐,不利于在基层医疗单位使用。

3. 血管病变的检查　　首先询问患者有无间歇性跛行和下肢静息痛,有些老年患者主观痛觉减退、下肢无力、酸痛。一般而言,发生下肢静息痛说明血管病变严重。间歇性跛行预测下肢血管病变时的敏感性为 9.2％～20％,特异性为 95.9％～99％。对于行走 500 m 以内就发生跛行的情况,常需要外科处理。

(1)踝肱指数(ABI)检查:ABI 检查因为其简便、敏感性高而被广泛应用。正常值为 1.0～1.4,ABI＞0.7,说明发生下肢动脉硬化,ABI 假阳性时需要检查足趾血压。ABI 过高(ABI＞1.4)时提示存在很多的全身动脉硬化相关危险因素。

(2)经皮氧分压测定:可反映足部的微循环状态,测定方法是置热敏探头于足背部皮肤。正常人足背部皮肤的氧分压高于 40 mmHg,低于 30 mmHg 说明局部缺血,而低于 20 mmHg 提示足部溃疡难以愈合。为了提高检查的敏感性,可以采用运动负荷试验或者抬高下肢 15°,如果与平卧位相比,血压下降超过 10 mmHg,也提示可能存在足部缺血的情况。该技术也可以发现肌肉群的缺血,如股四头肌。

(3)彩色多普勒超声检查:检查下肢和足部血管的常用方法,可以检测股动脉、腘动脉、胫动脉、腓动脉或者足部动脉的硬化、狭窄、斑块形成和闭塞。此方法可测定血流充盈程度、动脉内径和收缩期峰值流速。随着超声仪器设备的更新换代,其灵敏度不断提高,超声检查结果与血管造影检查结果更为接近。有报道称,相对于下肢动脉,足背动脉的变化更为明显。

(4)磁共振血管造影:一种无创性检查手段,对于膝下血管及足部动脉弓方面的诊断相对准确。

(5)计算机体层血管成像(CTA):可显示从肾动脉到足部的血管网,精确测量下肢动脉病变的数量与长度、狭窄的直径和形态,评估相邻正常动脉的内径、钙化程度和远端径流血管的状态。这一技术为手术前规划提供了宝贵信息,包括手术路径的确定、球囊型号的选择以及介入治疗后预期的长期血管通畅性。同时,CTA 能对侧支血管的状态进行有效评估,并能清晰显示动脉闭塞情况。

(6)数字减影血管造影(DSA):一直被认为是血管病变检查的"金标准",尤其是需要进行血管外科干预时或者在截肢手术之前,DSA 是必要的检查。肾功能异常者不能做本检查。由于造影剂可能会造成血管痉挛,术后需要严密观察。

🔍 糖尿病足分期

第一期:早期病变期

此期患者常有下肢发凉、麻木、抽筋,易被误认为"老寒腿"或老年人缺钙,延误糖尿病足的治疗。

第二期:局部缺血期

此期患者出现间歇性跛行,行走一段距离后出现下肢疼痛,被迫停止运动,休息片刻后可缓解,再次行走一段距离后疼痛再次出现。随着病情的进展,患者行走的距离越来越短。此外,还有足部感觉异常,动脉搏动减弱。

第三期:营养障碍期

此期患者出现静息痛,在不行走(休息)时出现下肢疼痛,疼痛呈剧烈烧灼样,以夜间为甚。肢体营养障碍,动脉搏动消失。

第四期:坏疽期

此期患者糖尿病足持续剧烈疼痛,出现干性溃疡和湿性溃疡,组织缺血坏死,可合并感染,最终导致截肢,严重时还可危及生命。

学习情境十二 足下垂、内翻等的辅助技术咨询

扫码看课件

📝 学习情境描述

患者,女,49 岁,近 5 日出现左足频繁绊倒和麻木,经服中药、针灸及理疗等保守治疗无效。入院查体见左足呈下垂、内翻畸形,背伸跖屈功能受限,行走时左足尖内翻并跛行(图 12-1)。

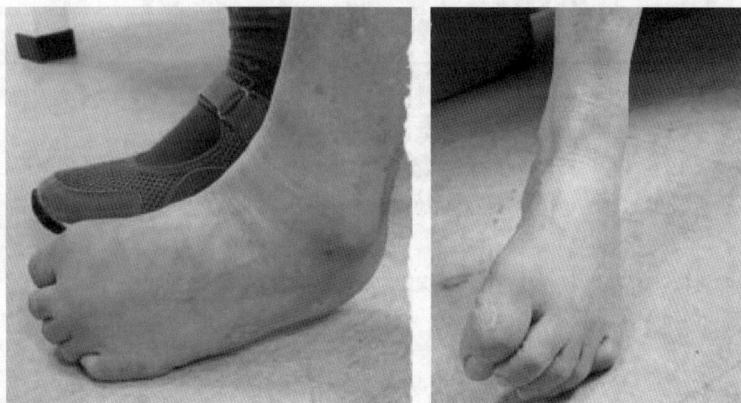

图 12-1 足下垂、内翻畸形外观图

医生建议该患者使用辅助技术。应患者家属要求,你已来到医院与患者及家属见面。你应如何开展康复辅助技术咨询?请为患者制订相关的康复辅助技术咨询方案。

学习目标

(1)了解足下垂、内翻引起的运动功能障碍。

(2)通过学习足下垂、内翻等畸形的临床表现、检查方法等知识正确完成其康复辅助技术的SOAP 流程。

(3)在整个 SOAP 流程中,注重团队配合,关爱患者,运用人际沟通技巧与患者及家属进行良好的沟通,能够对患者及家属进行康复宣传与康复教育。

任务书

姓名: 班级: 学号:

任务分析	临床表现与特点		
	康复要点		
	辅助技术选择		
	注意事项		
任务实施	S	主诉	
		症状	
		特殊问题	
		现病史	
		过去史	
	O	视诊	
		触诊	
		运动检查	
		神经检查	
	A	分析结果	
	P	康复辅助方案	

注意:完成工作任务后,康复辅助技术咨询师必须明确以下方面。

(1)症状的主要来源:如患者是否为解剖结构上的问题、意识行为问题等。

(2)造成症状的各种因素:如环境、行为、情感、躯体或生物力学因素。

(3)需要重复检查的内容:可以作为病情好转或恶化的标志性内容,并用 * 号加以标注。

(4)在体格检查(客观检查)中的注意事项和禁忌证。

(5)疾病的预后受很多因素影响,如损伤的范围和阶段,患者的期望、性格及生活方式等。

(6)如何更好地对患者及其病情进行管理并提供更有效的措施与建议?

任务分组

班级		组号		指导教师	
组长		学号			

续表

组员	姓名	学号	姓名	学号

任务分工	

🔍 获取信息

了解本学习情境需要掌握的内容(包括足下垂、内翻的检查评估流程和数据采集方法),熟悉足下垂、内翻的病因及生物力学原理,并收集相关资料。

❓ 引导问题

1.足部畸形和肌肉有何关系?

2.足部如何分区?

◆ 小提示

1. 足部相关肌肉

(1)前群。

①胫骨前肌:起自胫骨外侧面,向下移行为肌腱,经踝关节前方止于内侧楔骨和第 1 跖骨底。作用:足背屈、内翻。

②踇长伸肌:起自腓骨内侧面及骨间膜,止于踇趾远节趾骨底。作用:伸踇趾,足背屈、内翻。

③趾长伸肌:起自腓骨前面,肌束向下,以 4 条腱伸至足背,止于第 2~5 趾中节和远节趾骨底。作用:伸第 2~5 趾,足背屈。

(2)外侧群。

①腓骨长肌:起自腓骨头,肌腱经外踝后方入足底,止于第 1 跖骨底。作用:足跖屈、外翻。

②腓骨短肌:起自腓骨外面,肌腱经外踝后方入足底,止于第 5 跖骨底。作用:足跖屈、外翻。

(3)后群:小腿三头肌由腓肠肌和比目鱼肌组成。腓肠肌内、外侧头起自股骨内、外侧髁的后面,深头比目鱼肌起自胫、腓骨后面,两肌下行合成跟腱,止于跟骨结节。作用:足跖屈,并上提足跟、屈膝(图 12-2)。

2. 足部分区 足骨包括跗骨、跖骨及趾骨三部分,共有 26 块。足骨基本可分为三个区:后足、中足和前足。前足是指以跗跖关节为界线的足的前部,包括所有的跖骨和趾骨,共 19 块。中足介于跗跖关节与跗横关节之间,包括内侧楔骨、中间楔骨、外侧楔骨、舟骨和骰骨,共 5 块。后足是指以跗横关节为界线的足的后部,包括跟骨和距骨,共 2 块(图 12-3)。

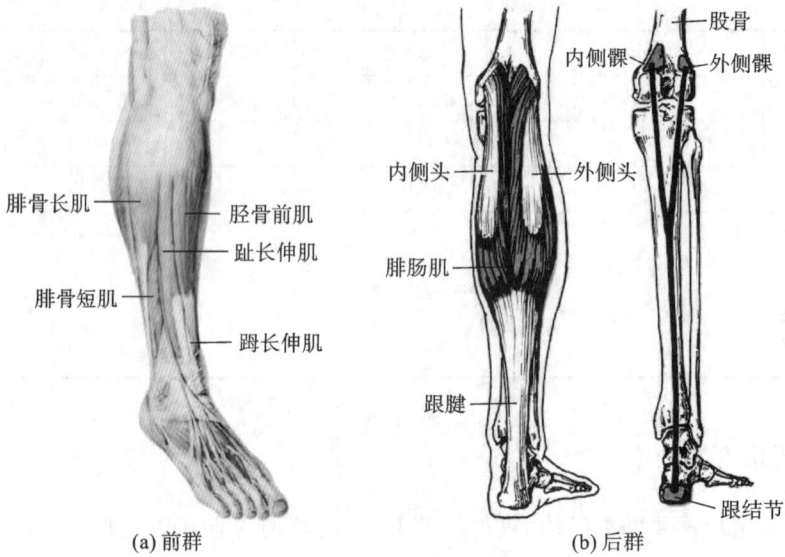

腓骨长肌
胫骨前肌
趾长伸肌
腓骨短肌
踇长伸肌

(a) 前群

股骨
内侧髁
外侧髁
内侧头
外侧头
腓肠肌
跟腱
跟结节

(b) 后群

图 12-2　小腿与足部相关肌肉

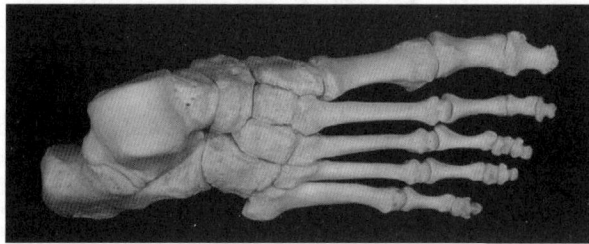

图 12-3　足部骨骼解剖示意图

为了分析足底的形态和生物力学特征,在足底定义了两个基本平面,即后足平面和前足平面。

后足底面形成的平面称为后足平面。通常将它作为判断前足平面类型的基准平面。在非负重情况下,后足平面应与人体下肢中线垂直。

前足由 5 个跖骨头所组成的平面称为前足平面。常见的前足平面类型有前足内翻、前足中立、前足外翻,其中还可能涉及一种特殊情况,即"第 1 跖趾关节内收"。临床上,前足平面类型是以后足平面为参考面确定的(图 12-4)。

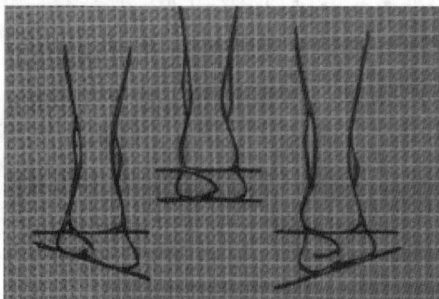

图 12-4　不同角度下足跟平衡示意图

足有三个纵列分区,分别如下。

(1)第一序列:包括第1跖骨、近端跗骨和踇趾。以此类推,前足还有第2～5序列。

(2)内侧柱:包括第1、2、3趾骨,跗骨,骰骨和跟骨。

(3)外侧柱:由第4、5趾骨,跗骨,骰骨和跟骨组成。

3.足部畸形与相关肌肉

(1)内翻足:腓骨长短肌瘫痪。以足外侧负重和着地,足向内侧翻倾,跟腱也向内侧偏斜。

(2)马蹄足:又称下垂足,由胫前肌群瘫痪造成,前足着地,过度跖屈。患足跟腱挛缩变短。

(3)外翻足:胫骨前后肌瘫痪。

(4)仰趾足:又称跟足、跟行足,由腓肠肌及比目鱼肌瘫痪和先天性畸形所致。

(5)扁平足:胫骨后肌麻痹,导致足弓下降从而导致扁平足。致病因素为发育不良、遗传因素、各种外伤。

(6)弓形足:足内在肌与外在肌受力不均衡引起。

(7)锤状足:机械因素和炎症所致。

⏰ 工作计划

(1)小组进行分工,完成下表内容。

步骤	工作内容	负责人
S		
O		
A		
P		

(2)制订耗材、评估工具清单。

序号	名称	型号与规格	单位	数量	备注

(3)按照 SOAP 流程制订足下垂患者的康复辅助技术咨询方案,初步填写任务书。

💡 进行决策

小组内讨论每个同学的康复辅助技术咨询方案,分析优劣,综合每位同学的意见,确定小组的最终康复辅助技术咨询方案。教师结合各小组完成情况进行点评,修正最终方案。

⚙ 工作实施

(1)按照本组制订的计划(最终方案)对标准化患者实施康复辅助技术咨询。

(2)康复辅助技术咨询一般步骤。

任务步骤		任务程序	注意事项
S	主诉	问清现存症状的形式、范围、深度、性质、程度,异常感觉及症状间关系	①有效倾听; ②善于引导患者谈话; ③多采用开放式谈话,少用闭合式谈话; ④减少专业术语的使用; ⑤注意沟通的完整性,重视患者反馈的信息; ⑥处理好谈话中的沉默; ⑦善于使用积极的言语,避免使用伤害性言语
	症状	问清加重因素、缓解因素	
	特殊问题	了解全身健康状况	
	现病史	记录现有症状开始和改变的时间	
	过去史	记录先前相关病史信息	
O	视诊	观察患者的足部是否呈现下垂和内翻的状态	①测量时充分暴露被测量关节,先确定骨性标志,再放置量角器; ②如关节活动受限,先测量关节的主动活动度,后测量被动活动度,分别记录; ③评估受力时,对比左右侧(健患侧),且最好先检查健侧以确定施加阻力的大小; ④检查中应给予适当鼓励性的指令,以便提高受检者的主观能动性
	触诊	触摸患者的足部肌肉,评估其肌张力是否正常	
	运动检查	尝试进行踝关节的背伸和外翻动作,进行踝关节 ROM 评估、足底受力评估、步态观察	
	神经检查	评估患者的足部感觉功能,如触觉、痛觉和温度觉等;检查患者的深反射、浅反射	
A	分析结果	根据各项主观检查、客观检查结果和运动解剖学、生物力学知识进行综合分析与总结,得出功能障碍分析结果	—
P	制订计划	根据明确的分析结果,为患者有针对性地制订康复辅助计划	①在专业评估的基础上选择矫形器; ②选择合适的矫形器,并进行定期调整与更换; ③注意矫形器是否会对踝部造成压伤

👍 评价反馈

学生进行自评,评价自己能否完成足下垂的辅助技术咨询的学习,能否按时完成整个 SOAP 流程和填写任务书,有无任务遗漏。教师对学生进行评价的内容:报告书写是否工整、规范,报告内容数据是否出自实训、真实合理,阐述是否详细,认识体会是否深刻,结果分析是否合理,是否达到了实训的目的。

(1)学生进行自评,并将结果填入下面学生自评表中。

班级：　　　　　　　姓名：　　　　　　　学号：

学习情境：

评价项目	评价标准	分值	得分
主观评估	通过谈话问清现存症状,获得有效信息	10	
客观检查	准确、合理、规范地完成所需评估项目	10	
结果评定	准确分析功能障碍结果及形成因素	15	
辅助计划	提供准确、有效的辅助计划和康复建议	15	
工作态度	态度端正,无无故缺勤、迟到、早退现象	10	
工作质量	能按计划完成工作任务	10	
协调能力	与小组成员、其他同学之间能合作交流,协调工作	10	
职业素质	关爱残疾人,有爱心、耐心、细心、责任心	10	
创新意识	运用 SOAP 流程拓展工作	10	
	合计	100	

（2）学生以小组为单位,对学习的过程与结果进行互评,将互评结果填入下面学生互评表中。

学习情境									评价对象（组别）					
评价项目	分值			等级					1	2	3	4	5	6
职业素养	15	优	13～15	良	10～12	中	7～9	差	0～6					
工作效率	10	优	9～10	良	7～8	中	5～6	差	0～4					
计划合理	15	优	13～15	良	10～12	中	7～9	差	0～6					
方案准确	15	优	13～15	良	10～12	中	7～9	差	0～6					
团队合作	10	优	9～10	良	7～8	中	5～6	差	0～4					
组织有序	10	优	9～10	良	7～8	中	5～6	差	0～4					
操作规范	10	优	9～10	良	7～8	中	5～6	差	0～4					
成果展示	15	优	13～15	良	10～12	中	7～9	差	0～6					
合计	100													

（3）教师对学生工作过程与工作结果进行评价,并将评价结果填入下面教师综合评价表中。

学习情境				
评价项目		评价标准	分值	得分
工作过程（50%）	S(10)	有效倾听	3	
		谈话技巧合理;能较好处理谈话中的沉默	4	
		注意沟通的完整性,重视患者反馈的信息	3	
	O(10)	评估内容合理、安全、有效	4	
		操作位置准确	2	
		评估顺序标准	2	
		评估中使用恰当指令,以提高患者的主观能动性	2	

续表

评价项目		评价标准	分值	得分
工作过程 （50%）	A（10）	基础知识运用合理	2	
		准确分析功能障碍的影响因素	4	
		评定结果准确	4	
	P（20）	提供准确、有效的辅助计划	10	
		开展有针对性的康复教育	5	
		针对患者的期望给予回复	5	
职业素养 （20%）	思政目标	关爱残疾人，有爱心、耐心、细心、责任心	5	
	工作习惯	具有安全意识、责任意识、服务意识	5	
	工作态度	积极参加教学活动，按时完成评价表，遵守考勤制度	5	
	团队精神	具有团队合作能力和与团队成员有效交流的能力	5	
项目成果 （30%）	工作完整	能按时完成任务	5	
	工作规范	能按规范要求开展SOAP	10	
	辅具报告	能针对情境设计辅助计划	10	
	成果展示	能准确表达并汇报工作成果	5	
合计			100	

（4）综合评价表如下。

自评（20%）	小组互评（30%）	教师评价（50%）	综合得分

学习情境的相关知识点

足部触诊

可用指腹或手背、探针及点状物品等触诊。应注意：压痛的部位、深度、范围、程度和性质，各骨性标志有无异常，有无异常活动及骨摩擦感，局部的温度和湿度（双侧对比），有无包块，肌肉有无痉挛或挛缩等。

1. 压痛点　用拇指末节指腹按压患者主诉疼痛部位，一般由外周向压痛点中心区逐渐移动。

2. 皮肤　触诊足部皮肤时注意皮肤的温度、弹性、厚度、有无瘢痕和窦道等。

3. 肌肉、肌腱与韧带　评估内容如下。

（1）肌张力：有无肌紧张、僵硬。

（2）肌肉肿块：有无肌肉肿块，评估肌肉肿块的大小及位置。

（3）肌腱活动度：当腓骨长肌肌腱滑脱时，可滑至外踝前方；跟腱损伤后有肿痛，触诊时有明显凹陷，若足跖屈受限，则为跟腱断裂；跟腱附着处隆起压痛，可见于儿童跟骨及骨骺无菌坏死或类风湿跟腱炎。

（4）跟腱触诊：患者坐位，腿部垂放于检查台边缘，膝关节被动屈曲90°，踝关节屈曲90°。检查者触诊患者跟腱全长,即从小腿远端 1/3 至跟骨的长度。若沿肌腱出现轻度至重度压痛或远端肿胀,可能存在跟腱炎或肌腱部分断裂。

(5)重要肌腱、韧带的检查:检查三角韧带、胫后肌肌腱、趾长屈肌肌腱、胫骨前肌肌腱、跛长伸肌肌腱、趾长伸肌肌腱、趾短伸肌肌腱、距腓前韧带、跟腓韧带、腓骨长短肌肌腱等。正常无压痛;若发生炎症,可出现痉挛、增厚,临床上除可引起疼痛外,还可触及结节及压痛。

4. 周围血管 评估内容如下。

(1)触摸足背动脉有无搏动及其强弱。

(2)若触及有触痛的条索状血管,须考虑闭塞性脉管炎或血栓性静脉炎。

(3)若扪及表面光滑、紧张而有弹性的搏动性肿块,可能为损伤性动脉瘤。

(4)若触及有连续性震颤的局部静脉曲张,提示有动静脉瘘的可能。

5. 周围神经 注意神经干是否粗大或有无肿块。

6. 骨和关节 评估内容如下。

(1)扪及标记性骨突,了解其相互位置、关系和局部情况是否在正常范围。

(2)若踝部增宽,从外踝向关节中心重压时似有弹动感,可能为下胫腓关节分离。

(3)内踝下方有骨性隆起,内翻受限,足呈扁平外翻畸形时,多提示有跟距骨桥。

(4)舟骨结节处突出明显时,可能存在足副舟骨。

(5)跟骨载距突:手指自内踝向远端滑移,在其下方即可触到骨性隆起。

(6)舟骨结节:手指自跟骨载距突继续向下滑移,在其前下方可触及。

(7)第 1 楔骨:沿舟骨结节在足内侧弓继续向远端滑移,在足舟骨与第 1 跖骨基底之间。

(8)跗骨窦:外踝向下可触到的一个凹陷。其深部可触到距骨颈的外侧面,足内翻时明显。

(9)跟骨内侧结节:位于跟骨足底面偏内侧,趾短屈肌、跛展肌与跖腱膜均起自此,因而承受较大的体重压力,是跟骨结节好发部位。

7. 叩击

(1)轴向叩击痛:又称传导痛,指沿肢体轴向用拳头叩击肢体远端,如在相应部位出现疼痛即为阳性,多见于骨、关节急性损伤或炎症病例。

(2)神经干叩击试验:叩击已损伤神经的近端时其末端出现疼痛,并逐渐向远端推移,提示神经再生。

🔘 足畸形的矫形器策略

参见工作任务一中踝足骨折学习情境相关知识点内容。

运动损伤辅助技术咨询

运动损伤指在运动中所发生的各种损伤,运动损伤使人们无法正常生活,不同程度地影响患者的健康、学习、工作和生活,常常引起疼痛、对线异常、并发症等问题。运动损伤辅助技术主要用于运动损伤发生后急性处理期、临床治疗、康复治疗中遇到的问题及导致的功能障碍的康复辅助支持与康复宣传教育,通过辅助技术改善畸形、恢复功能、减轻疼痛。康复辅助技术咨询师需要了解运动损伤的分类、临床表现、评定方法等知识,准确地运用 SOAP 流程,为患者制订合适的康复辅助方案。

学习情境十三　膝关节韧带损伤的辅助技术咨询

📝 学习情境描述

扫码看课件

患者,男,23 岁,1 年前踢足球过程中不慎摔倒,伤及左膝关节,治疗后继续日常生活,但行走不适、不稳,时常出现关节交锁,活动后缓解,近一个月症状加重,入院诊治,MRI 检查显示左膝交叉韧带损伤(图 13-1)。

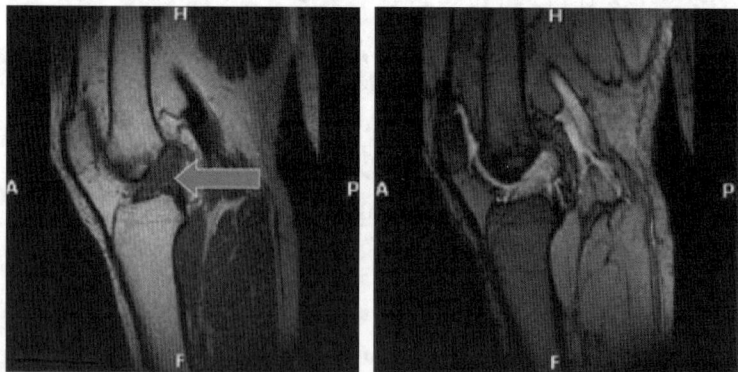

(a)膝关节MRI T1加权序列(T1WI)　　(b)膝关节MRI T2加权序列(T2WI)

图 13-1　前交叉韧带损伤的 MRI 图像

医生建议该患者使用辅助技术。应患者家属要求,你已来到医院与患者及家属见面。你应如何开展康复辅助技术咨询? 请为患者制订相关的康复辅助技术咨询方案。

🎯 学习目标

(1)了解膝关节韧带损伤引起的运动功能障碍。

（2）通过学习膝关节韧带损伤的临床表现、检查方法等知识正确完成其康复辅助技术的
SOAP流程。

（3）在整个SOAP流程中，注重团队配合，关爱患者，运用人际沟通技巧与患者及家属进行
良好的沟通，能够对患者及家属进行康复宣传与康复教育。

任务书

姓名：　　　　　　　班级：　　　　　　　学号：

任务分析		临床表现与特点	
		康复要点	
		辅助技术选择	
		注意事项	
任务实施	S	主诉	
		症状	
		特殊问题	
		现病史	
		过去史	
	O	视诊	
		触诊	
		运动检查	
		神经检查	
	A	分析结果	
	P	康复辅助方案	

注意：完成工作任务后，康复辅助技术咨询师必须明确以下方面。

（1）症状的主要来源：如患者是否为解剖结构上的问题、意识行为问题等。

（2）造成症状的各种因素：如环境、行为、情感、躯体或生物力学因素。

（3）需要重复检查的内容：可以作为病情好转或恶化的标志性内容，并用＊号加以标注。

（4）在体格检查（客观检查）中的注意事项和禁忌证。

（5）疾病的预后受很多因素影响，如损伤的范围和阶段，患者的期望、性格及生活方式等。

（6）如何更好地对患者及其病情进行管理并提供更有效的措施与建议？

任务分组

班级		组号		指导教师	
组长		学号			
组员	姓名	学号		姓名	学号

任务分工	

🔍 获取信息

了解本学习情境需要掌握的内容(包括膝关节韧带损伤的检查评估流程和数据采集方法),熟悉膝关节韧带损伤的病因及生物力学原理,并收集相关资料。

❓ 引导问题

1. 膝关节的韧带有哪些?
2. 膝关节的附加运动有哪些?

◈ 小提示

1. 膝关节的韧带

(1)前交叉韧带(ACL):限制胫骨(图 13-2)在股骨上向前脱位,还限制胫骨内外旋转。

(2)后交叉韧带(PCL):限制胫骨在股骨上向后脱位。跑步时防止股骨髁在胫骨髁上(胫骨先静止)的前移位(图 13-3、图 13-4)。

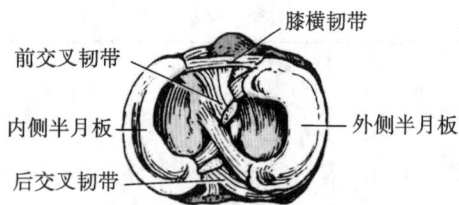

图 13-2　胫骨(上面)

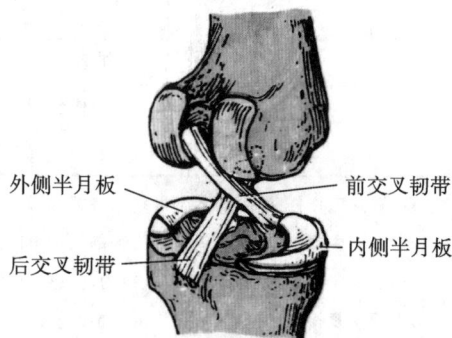

图 13-3　交叉韧带和半月板

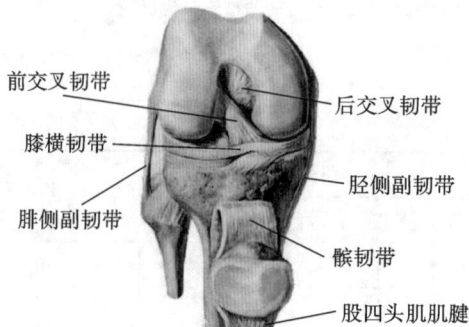

图 13-4　膝关节的韧带

2. 膝关节的附加运动 股骨髁的纵向关节面长度相当于胫骨髁关节面长度的 2 倍。因此，膝关节的屈伸运动并不是纯的屈伸运动。股骨髁可进行滚动和滑动两种运动,这两种运动随运动范围的不同而变化。在开始屈膝(一般膝屈曲 0°~20°)时以滚动为主,在屈曲 20°至全屈时则有更多的滑动。因为股骨外侧髁关节面的长度大于内侧髁,所以两髁的运动也不同。

(1)屈和伸:活动的范围与年龄和性别有关,但一般来说,正常的膝关节屈伸范围是0°~140°,可过伸 5°~10°。胫股关节在横截面内的活动范围,随膝完全伸直到屈曲 90°而有所增加。在膝关节伸展的最后 20°范围内,股骨内旋(或骨外旋),使得胫股关节具有旋紧功能(即膝伸直与胫外旋发生联合动作,每伸直 1°约有 0.5°的外旋,当完全伸直时旋紧)。这主要由于股骨内髁长于外髁,使股骨髁与胫骨髁发生交锁。这种旋紧功能使膝站立承重时最稳定,在横截面内几乎没有运动(无旋转和侧方运动)的可能。屈曲 90°时,膝的外旋范围为 0°~45°,内旋范围为 0°~30°。膝屈曲 90°以上时,横截面内的运动范围减小,这主要是软组织的限制功能所致;在冠状面内可见同样的模式。膝完全伸直时几乎不可能有外展或内收。当膝屈曲到 30°时,该面内的运动增多,但无论在被动外展或被动内收时,其最大运动范围也只有几度。同样,由于软组织的限制功能,屈曲 30°以上时,这个面内的运动减少。

屈伸运动的内外侧旋转轴并不固定,但其仅在股骨髁间移动。这一轴线的移动路径受股骨髁离心曲率的影响。旋转的移动轴在生物力学和临床中均有重要意义。首先,移动轴改变了屈伸肌固有力臂的长度,这就部分解释了为什么最大效率固有力随运动范围而变化。其次,许多膝关节外部装置,例如测角器或铰链式膝关节矫形器,可围绕同一固定轴旋转。因此,在膝关节的运动中,外部装置可在与小腿不同的平面上进行旋转。例如,铰链式膝关节矫形器可相对于小腿进行活塞运动而产生与皮肤的摩擦。

(2)内旋转和外旋转:膝关节的旋转活动是伴随膝关节屈伸活动进行的,为不随意运动。当膝关节完全伸直时,膝关节结构和韧带共同作用,内、外侧副韧带紧张,关节稳定,几乎无旋转运动。胫骨转子从膝关节伸直约 30°时开始,由于前交叉韧带完全拉紧,胫骨外旋。在伸直 10°时达到最大限度的旋转,此后旋转的程度降低,直到完全伸直时关节被锁紧(伸膝运动就如同旋紧螺丝的最后动作,被称为关节扣锁),旋转的轴线约在内侧胫骨棘。在扣锁活动开始,股骨髁在胫骨上初期的滚动变成滑动时,股骨髁扁平部分与胫骨相接触。在扣锁活动结束时,韧带绷紧。当膝关节进行反向活动即从伸直到屈曲时,初期为开锁状态。在屈膝时,半膜肌和半腱肌稳定胫骨的内旋,并向后牵拉外侧半月板,使之进入胫股间隙内,不受股骨髁侵犯。屈曲时股骨外髁向后移动约 1 cm,这是外侧副韧带潜在松弛的结果。外侧半月板须移动同样范围,以适应股骨的活动。胫骨的内旋是由半膜肌和半腱肌肌腱实现的,外旋是由股二头肌实现的,少部分是股外侧肌作用的结果。在正常行走时,胫骨旋转运动范围为±6°。膝关节旋转运动产生的机制:
①股骨内外髁弧度不同,内髁大、外髁小,屈伸时出现以胫骨髁间隆突内侧为轴的旋转运动;②胫骨平台内外侧外形不同;③韧带(包括前后交叉韧带和内外侧副韧带)的制约作用;④内旋肌力大于外旋肌力。

(3)前后滑移:屈膝时,股骨在胫骨上向后滚动,这是由于股骨髁的解剖形态和后交叉韧带的作用,同时产生向后滑动。伸膝时,由于前交叉韧带的作用,股骨髁产生向前的滑动。如交叉韧带被破坏,正常的向后滑动功能则被破坏,使前后滑动变得不可预测。整个膝关节前后活动度较小,在屈曲 45°时大约为 3 mm,当膝关节屈曲接近 90°时则继续减小。

🕐 工作计划

(1)小组进行分工,完成下表内容。

步骤	工作内容	负责人
S		
O		
A		
P		

(2)制订耗材、评估工具清单。

序号	名称	型号与规格	单位	数量	备注

(3)按照 SOAP 流程制订膝关节韧带损伤患者的康复辅助技术咨询方案,初步填写任务书。

💡 进行决策

小组内讨论每个同学的康复辅助技术咨询方案,分析优劣,综合每位同学的意见,确定小组的最终康复辅助技术咨询方案。教师结合各小组完成情况进行点评,修正最终方案。

👷 工作实施

(1)按照本组制订的计划(最终方案)对标准化患者实施康复辅助技术咨询。

(2)康复辅助技术咨询一般步骤。

任务步骤		任务程序	注意事项
S	主诉	问清现存症状的形式、范围、深度、性质、程度,异常感觉及症状间关系	①有效倾听; ②善于引导患者谈话; ③多采用开放式谈话,少用闭合式谈话; ④减少专业术语的使用; ⑤注意沟通的完整性,重视患者反馈的信息; ⑥处理好谈话中的沉默; ⑦善于使用积极的言语,避免使用伤害性言语
	症状	问清加重因素、缓解因素	
	特殊问题	了解全身健康状况	
	现病史	记录现有症状开始和改变的时间	
	过去史	记录先前相关病史信息	

任务步骤		任务程序	注意事项
O	视诊	观察膝关节周围是否存在明显的肿胀、畸形、皮肤淤青	①测量时充分暴露被测量关节,先确定骨性标志,再放置量角器; ②如关节活动受限,先测量关节的主动活动度,后测量被动活动度,分别记录; ③评估受力时,对比左右侧(健患侧),且最好先检查健侧以确定施加阻力的大小; ④检查中应给予适当鼓励性的指令,以便提高受检者的主观能动性
	触诊	触按找寻压痛点;检查膝关节是否有异常活动	
	运动检查	膝关节活动度评估、特定的运动测试(如前抽屉试验、Lachman试验、轴移试验等)、步态观察	
	神经检查	检查膝关节周围的感觉功能,如触觉、痛觉和温度觉;检查患者的深反射、浅反射	
A	分析结果	根据各项主观检查、客观检查结果,根据运动解剖学、生物力学知识进行综合分析与总结,得出功能障碍分析结果	—
P	制订计划	根据明确的分析结果,为患者有针对性地制订康复辅助计划	①指导正确穿戴矫形器; ②随着患者康复进程的推进和膝关节形态的变化,矫形器可能需要进行定期的调整或更换; ③应配合进行专业的康复训练以加快康复进程并恢复膝关节的功能

👍 评价反馈

学生进行自评,评价自己能否完成膝关节韧带损伤的辅助技术咨询的学习,能否按时完成整个 SOAP 流程和填写任务书,有无任务遗漏。教师对学生进行评价的内容:报告书写是否工整、规范,报告内容数据是否出自实训、真实合理,阐述是否详细,认识体会是否深刻,结果分析是否合理,是否达到了实训的目的。

(1)学生进行自评,并将结果填入下面学生自评表中。

班级: 姓名: 学号:

学习情境:

评价项目	评价标准	分值	得分
主观评估	通过谈话问清现存症状,获得有效信息	10	
客观检查	准确、合理、规范地完成所需评估项目	10	
结果评定	准确分析功能障碍结果及形成因素	15	
辅助计划	提供准确、有效的辅助计划和康复建议	15	
工作态度	态度端正,无无故缺勤、迟到、早退现象	10	
工作质量	能按计划完成工作任务	10	

续表

评价项目	评价标准	分值	得分
协调能力	与小组成员、其他同学之间能合作交流,协调工作	10	
职业素质	关爱残疾人,有爱心、耐心、细心、责任心	10	
创新意识	运用 SOAP 流程拓展工作	10	
合计		100	

(2)学生以小组为单位,对学习的过程与结果进行互评,将互评结果填入下面学生互评表中。

学习情境									评价对象(组别)					
评价项目	分值	等级							1	2	3	4	5	6
职业素养	15	优	13~15	良	10~12	中	7~9	差	0~6					
工作效率	10	优	9~10	良	7~8	中	5~6	差	0~4					
计划合理	15	优	13~15	良	10~12	中	7~9	差	0~6					
方案准确	15	优	13~15	良	10~12	中	7~9	差	0~6					
团队合作	10	优	9~10	良	7~8	中	5~6	差	0~4					
组织有序	10	优	9~10	良	7~8	中	5~6	差	0~4					
操作规范	10	优	9~10	良	7~8	中	5~6	差	0~4					
成果展示	15	优	13~15	良	10~12	中	7~9	差	0~6					
合计	100													

(3)教师对学生工作过程与工作结果进行评价,并将评价结果填入下面教师综合评价表中。

学习情境		评价标准	分值	得分
评价项目				
工作过程 (50%)	S(10)	有效倾听	3	
		谈话技巧合理;能较好处理谈话中的沉默	4	
		注意沟通的完整性,重视患者反馈的信息	3	
	O(10)	评估内容合理、安全、有效	4	
		操作位置准确	2	
		评估顺序标准	2	
		评估中使用恰当指令,以提高患者的主观能动性	2	
	A(10)	基础知识运用合理	2	
		准确分析功能障碍的影响因素	4	
		评定结果准确	4	
	P(20)	提供准确、有效的辅助计划	10	
		开展有针对性的康复教育	5	
		针对患者的期望给予回复	5	

续表

评价项目		评价标准	分值	得分
职业素养 (20%)	思政目标	关爱残疾人,有爱心、耐心、细心、责任心	5	
	工作习惯	具有安全意识、责任意识、服务意识	5	
	工作态度	积极参加教学活动,按时完成评价表,遵守考勤制度	5	
	团队精神	具有团队合作能力和与团队成员有效交流的能力	5	
项目成果 (30%)	工作完整	能按时完成任务	5	
	工作规范	能按规范要求开展SOAP	10	
	辅具报告	能针对情境设计辅助计划	10	
	成果展示	能准确表达并汇报工作成果	5	
合计			100	

(4)综合评价表如下。

自评(20%)	小组互评(30%)	教师评价(50%)	综合得分

学习情境的相关知识点

运动损伤急性期的处理与临床治疗

1. 一级损伤的治疗 包括避免剧烈运动、给予冰敷、服用非甾体抗炎药、使用轻便的护膝、进行肌力训练等,并应根据情况,避免膝关节在负重情况下旋转。

2. 二级损伤的治疗 在一级损伤的治疗基础上,选用具有支撑和限制功能的护膝,在保证膝关节全范围屈伸的同时,限制任何旋转和内外翻的动作。此外,还需要进行物理因子治疗、肌力训练、平衡功能训练和灵活性训练等康复治疗。

3. 三级损伤的治疗 可能需要手术治疗。如果单独内侧副韧带或外侧副韧带损伤,可以不需要手术。如果发生前交叉韧带撕裂,特别是运动员和年轻患者,通常需要进行手术治疗。后交叉韧带撕裂时通常需要进行手术治疗。

支撑性护膝的使用原则

损伤早期尽快使用支撑性护膝进行保护、限制和支撑;一旦关节屈伸活动和正常步行不再引起疼痛,应尽早停止在日常生活中使用支撑性护膝;在膝关节的本体感觉、平衡能力、反应速度、灵活性没有完全恢复正常之前,建议患者在运动、长时间步行和进行繁重的体力活动时仍然穿戴支撑性护膝(图13-5)。

前交叉韧带损伤术后康复与矫形器应用

前交叉韧带是膝关节内部的一条强壮的韧带,它可以预防膝关节不稳,防止胫骨前移,并且在膝关节旋转时为膝关节提供稳定性。

1. 损伤原因 前交叉韧带损伤可发生于跑动过程中突然减速、停止时,也可发生于跑动、轴向旋转和落地时突然改变方向,还可发生于膝关节过伸时。50%的前交叉韧带损伤伴随着膝关节半月板损伤。

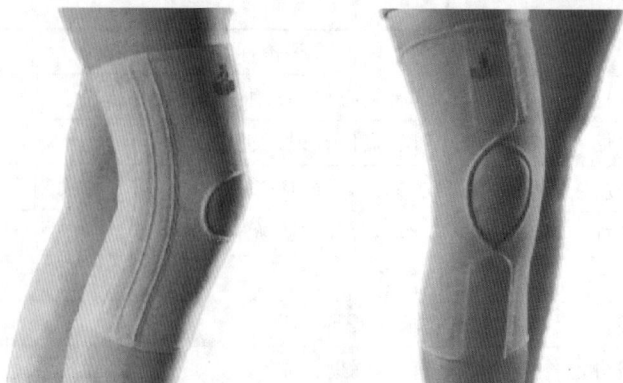

图 13-5　支撑性护膝

2. 治疗　前交叉韧带和人体的其他组织不同,损伤后不会自我愈合或修复。因此所有年轻的、参与文体活动的、参与劳动或重体力工作的患者以及运动员都应该接受前交叉韧带重建手术。只有久坐不动者和年长者可以考虑保守治疗。

前交叉韧带重建术后需要进行长达数月的集中康复训练。从手术到完全重返工作和各种文体活动的全过程可长达 9 个月或者更长的时间。术后的康复计划会因手术方式、手术完成情况及个人体质不同而有所差异。

3. 矫形器应用　前交叉韧带重建术后初期需要穿戴数字卡盘调节式膝关节矫形器(图 13-6)。它可以通过数字卡盘调节膝关节的活动范围,在为膝关节提供保护的同时允许膝关节在设定范围内进行屈伸活动。屈伸的角度范围根据术后的时间、手术的方式和患者的情况设定。当患者膝关节的屈伸不再需要限定角度,可以进行全范围的关节活动时,可改用普通的支撑性护膝,使用原则与保守治疗中支撑性护膝的使用原则相同。

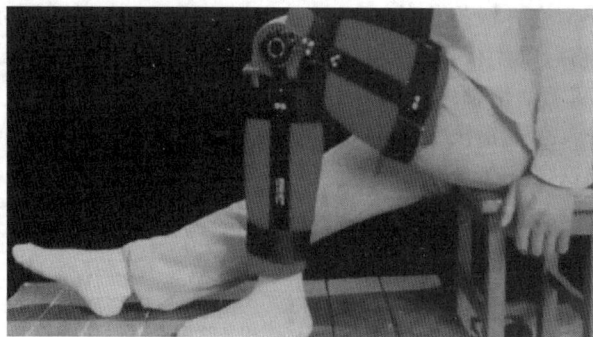

图 13-6　数字卡盘调节式膝关节矫形器

周围神经损伤辅助技术咨询

周围神经损伤的功能障碍主要有运动功能障碍(弛缓性瘫痪、肌张力降低、肌肉萎缩)、感觉功能障碍(局部麻木、灼痛、刺痛、感觉过敏、实体觉缺失等)、反射障碍(腱反射减弱或消失)、自主神经功能紊乱(局部皮肤发红或发绀,无汗、少汗或多汗,爪甲粗糙、脆裂等)、疼痛、皮肤营养性改变、血管功能障碍、骨质疏松等。周围神经损伤辅助技术主要用于损伤发生后临床治疗、康复治疗中遇到的问题及所致功能障碍的康复辅助支持与康复宣传教育,通过辅助技术改善畸形、恢复功能、减轻疼痛。康复辅助技术咨询师需要了解周围神经损伤的分类、临床表现、评定方法等知识,准确地运用 SOAP 流程,为患者制订合适的康复辅助方案。

学习情境十四　桡神经损伤的辅助技术咨询

扫码看课件

学习情境描述

患者,男,70 岁。左手肱骨骨折 5 个月,愈合出院后,肘关节不能伸直,垂腕,前臂伸直时不能旋后,指关节屈曲,掌指关节不能伸直,拇指不能背伸和外展,处于内收位;肘关节、上臂和前臂后面、手指部位感觉功能障碍(图 14-1)。

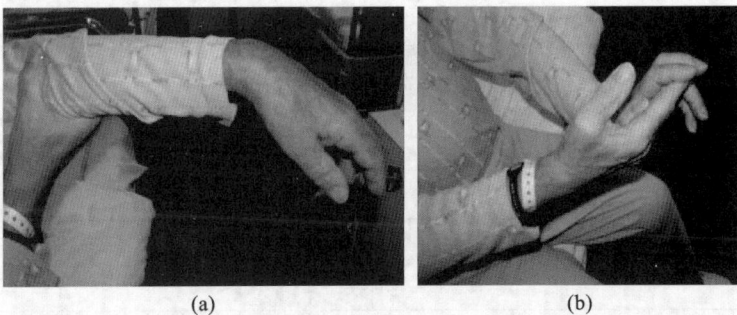

(a)　　　　　　　　　　(b)

图 14-1　桡神经损伤

医生建议该患者使用辅助技术,应患者家属要求,你已来到医院与患者及家属见面,下一步你应如何开展康复辅助技术咨询?并请为患者制订相关的康复辅助技术咨询方案。

学习目标

(1)了解桡神经损伤引起的运动功能障碍。

(2)通过学习桡神经损伤的临床表现、检查方法等知识正确完成其康复辅助技术的 SOAP 流程。

(3)在整个 SOAP 流程中,注重团队配合,关爱患者,运用人际沟通技巧与患者及家属进行良好的沟通,能够对患者及家属进行康复宣传与康复教育。

任务书

姓名: 　　　　　　班级: 　　　　　　学号:

任务分析		临床表现与特点	
		康复要点	
		辅助技术选择	
		注意事项	
任务实施	S	主诉	
		症状	
		特殊问题	
		现病史	
		过去史	
	O	视诊	
		触诊	
		运动检查	
		神经检查	
	A	分析结果	
	P	康复辅助方案	

注意:完成工作任务后,康复辅助技术咨询师必须明确以下方面。

(1)症状的主要来源:如患者是否为解剖结构上的问题、意识行为问题等。

(2)造成症状的各种因素:如环境、行为、情感、躯体或生物力学因素。

(3)需要重复检查的内容:可以作为病情好转或恶化的标志性内容,并用＊号加以标注。

(4)在体格检查(客观检查)中的注意事项和禁忌证。

(5)疾病的预后受很多因素影响,如损伤的范围和阶段,患者的期望、性格及生活方式等。

(6)如何更好地对患者及其病情进行管理并提供更有效的措施与建议?

任务分组

班级		组号		指导教师	
组长		学号			
组员	姓名		学号	姓名	学号
任务分工					

🔍 获取信息

了解本学习情境需要掌握的内容(包括桡神经损伤的检查评估流程和数据采集方法),熟悉桡神经损伤的病因及生物力学原理,并收集相关资料。

❓ 引导问题

1.周围神经的显微结构是怎样的?

2.在进行周围神经损伤的康复辅助技术咨询时,如何根据森德兰神经损伤分类法来评估患者的神经损伤程度,并制订相应的康复目标和干预措施?

◆ 小提示

1.认识周围神经 神经系统主要由神经组织构成。神经组织包括神经元和神经胶质细胞。神经元由胞体和突起两部分组成,是神经系统结构和功能的基本单位,具有感受刺激和传导神经冲动的功能。

周围神经系统是指中枢神经系统以外的神经成分,根据其与中枢神经连接的部位不同,可将其分为脊神经和脑神经。脊神经是指与脊髓连接的周围神经,主要分布于躯干和四肢;脑神经则是与脑连接的部分,主要分布于头面部、内脏。根据周围神经分布部位的不同,又可将其分为躯体神经和内脏神经(图 14-2)。

2.森德兰神经损伤分类法

(1)第一度损伤:传导阻滞。神经纤维的连续性保持完整,无华勒变性。髓鞘损伤,损伤部位沿轴突的生理性神经传导中段,轴突没有断裂。不发生沃勒变性。神经无再生,无 Tinnel 征(运动前移),通常在 3～4 周内自行恢复。

(2)第二度损伤:轴突中断,但神经内膜管完整,损伤远端发生沃勒变性。轴突断裂,损伤远端发生沃勒变性,近端一个或多个结间段发生变性,神经内膜管保持完整(Schwann 细胞基底膜),为轴突再生提供了完好的解剖通道。可自行恢复,轴突以每日 1～2 mm 的速度向远端生长。

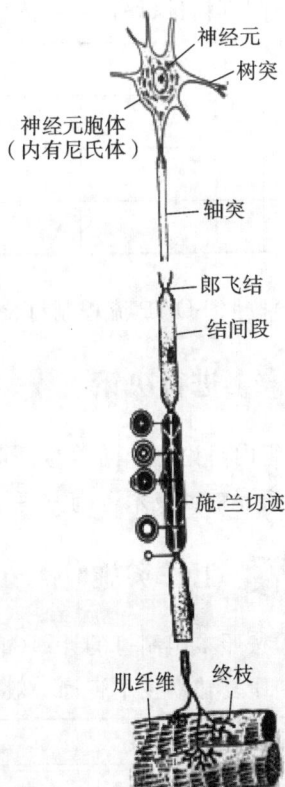

图 14-2 神经肌肉传导示意图

(3)第三度损伤:神经纤维(包括轴突和鞘管)横断,而神经束膜完整。轴突和内膜管断裂,但神经束膜保持完整。由于神经内膜管的破坏,结构紊乱。有自行恢复的可能性,但由于神经内膜瘢痕化,恢复常不完全。

(4)第四度损伤:神经束遭到严重破坏或断裂,但神经干通过神经外膜组织保持连续。神经束膜损伤,可保留部分神经外膜和神经束膜,但仍可能导致神经干离断。很少能自行恢复,需手术修复。

(5)第五度损伤:整个神经干完全断裂,需手术修复才能恢复。

🕐 工作计划

(1)小组进行分工,完成下表内容。

步骤	工作内容	负责人
S		
O		
A		
P		

(2)制订耗材、评估工具清单。

序号	名称	型号与规格	单位	数量	备注

(3)按照 SOAP 流程制订桡神经损伤患者的康复辅助技术咨询方案,初步填写任务书。

💡 进行决策

小组内讨论每个同学的康复辅助技术咨询方案,分析优劣,综合每位同学的意见,确定小组的最终康复辅助技术咨询方案。教师结合各小组完成情况进行点评,修正最终方案。

🧑‍🔧 工作实施

(1)按照本组制订的计划(最终方案)对标准化患者实施康复辅助技术咨询。
(2)康复辅助技术咨询一般步骤。

任务步骤		任务程序	注意事项
S	主诉	问清现存症状的形式、范围、深度、性质、程度,异常感觉及症状间关系	①有效倾听; ②善于引导患者谈话; ③多采用开放式谈话,少用闭合式谈话; ④减少专业术语的使用; ⑤注意沟通的完整性,重视患者反馈的信息; ⑥处理好谈话中的沉默; ⑦善于使用积极的言语,避免使用伤害性言语
	症状	问清加重因素、缓解因素	
	特殊问题	了解全身健康状况	
	现病史	记录现有症状开始和改变的时间	
	过去史	记录先前相关病史信息	

续表

任务步骤		任务程序	注意事项
O	视诊	分别观察患者是否存在手腕下垂、手指伸直障碍以及肌肉萎缩	①测量时充分暴露被测量关节,先确定骨性标志,再放置量角器; ②如关节活动受限,先测量关节的主动活动度,后测量被动活动度,分别记录; ③评估受力时,对比左右侧(健患侧),且最好先检查健侧以确定施加阻力的大小; ④检查中应给予适当鼓励性的指令,以便提高受检者的主观能动性
	触诊	触诊患者的前臂伸肌群,评估其肌肉张力是否正常	
	运动检查	通过握拳检测、合掌分掌检测、拇指外展背伸检测等评估患者能否完成特定动作	
	神经检查	检查患者的手臂、手腕和手指,特别是手背桡侧和桡侧两个半手指的近节背面是否有麻木、刺痛或灼烧感等感觉异常;检查患者的深反射、浅反射	
A	分析结果	根据各项主观检查、客观检查结果和运动解剖学、生物力学知识进行综合分析与总结,得出功能障碍分析结果	—
P	制订计划	根据明确的分析结果,为患者有针对性地制订康复辅助计划	①根据桡神经损伤的具体情况,选择合适的矫形器以辅助康复; ②矫形器的选择应根据患者的具体情况和康复进展进行个性化调整; ③注意矫形器是否会对腕部造成压伤

👍 评价反馈

学生进行自评,评价自己能否完成桡神经损伤的辅助技术咨询的学习,能否按时完成整个SOAP流程和填写任务书内容,有无任务遗漏。教师对学生进行评价的内容:报告书写是否工整、规范,报告内容数据是否出自实训、真实合理,阐述是否详细,认识体会是否深刻,结果分析是否合理,是否达到了实训的目的。

(1)学生进行自评,并将结果填入下面学生自评表中。

班级: 姓名: 学号:

学习情境:

评价项目	评价标准	分值	得分
主观评估	通过谈话问清现存症状,获得有效信息	10	
客观检查	准确、合理、规范地完成所需评估项目	10	
结果评定	准确分析功能障碍结果及形成因素	15	
辅助计划	提供准确、有效的辅助计划和康复建议	15	
工作态度	态度端正,无无故缺勤、迟到、早退现象	10	
工作质量	能按计划完成工作任务	10	

续表

评价项目	评价标准	分值	得分
协调能力	与小组成员、其他同学之间能合作交流,协调工作	10	
职业素质	关爱残疾人,有爱心、耐心、细心、责任心	10	
创新意识	运用SOAP流程拓展工作	10	
合计		100	

(2)学生以小组为单位,对学习的过程与结果进行互评,将互评结果填入下面学生互评表中。

学习情境									评价对象(组别)					
评价项目	分值			等级					1	2	3	4	5	6
职业素养	15	优	13~15	良	10~12	中	7~9	差	0~6					
工作效率	10	优	9~10	良	7~8	中	5~6	差	0~4					
计划合理	15	优	13~15	良	10~12	中	7~9	差	0~6					
方案准确	15	优	13~15	良	10~12	中	7~9	差	0~6					
团队合作	10	优	9~10	良	7~8	中	5~6	差	0~4					
组织有序	10	优	9~10	良	7~8	中	5~6	差	0~4					
操作规范	10	优	9~10	良	7~8	中	5~6	差	0~4					
成果展示	15	优	13~15	良	10~12	中	7~9	差	0~6					
合计	100													

(3)教师对学生工作过程与工作结果进行评价,并将评价结果填入下面教师综合评价表中。

学习情境		评价标准	分值	得分
评价项目				
工作过程(50%)	S(10)	有效倾听	3	
		谈话技巧合理;能较好处理谈话中的沉默	4	
		注意沟通的完整性,重视患者反馈的信息	3	
	O(10)	评估内容合理、安全、有效	4	
		操作位置准确	2	
		评估顺序标准	2	
		评估中使用恰当指令,以提高患者的主观能动性	2	
	A(10)	基础知识运用合理	2	
		准确分析功能障碍的影响因素	4	
		评定结果准确	4	
	P(20)	提供准确、有效的辅助计划	10	
		开展有针对性的康复教育	5	
		针对患者的期望给予回复	5	

续表

评价项目		评价标准	分值	得分
职业素养 （20%）	思政目标	关爱残疾人，有爱心、耐心、细心、责任心	5	
	工作习惯	具有安全意识、责任意识、服务意识	5	
	工作态度	积极参加教学活动，按时完成评价表，遵守考勤制度	5	
	团队精神	具有团队合作能力和与团队成员有效交流的能力	5	
项目成果 （30%）	工作完整	能按时完成任务	5	
	工作规范	能按规范要求开展 SOAP	10	
	辅具报告	能针对情境设计辅助计划	10	
	成果展示	能准确表达并汇报工作成果	5	
合计			100	

（4）综合评价表如下。

自评（20%）	小组互评（30%）	教师评价（50%）	综合得分

学习情境的相关知识点

周围神经损伤的临床表现及功能障碍

1. 臂丛神经损伤　主要表现为沿神经根分布的运动功能障碍及感觉功能障碍。上臂丛神经损伤时表现为整个上肢下垂，上臂内收，外展外旋不能，前臂内收伸直，旋前旋后不能，屈肘不能，肩胛、上臂和前臂外侧有一狭长的感觉功能障碍区。下臂丛神经损伤表现为手部小肌肉肌力下降甚至全部萎缩而使手呈爪形，手部尺侧及前臂内侧有感觉缺失，可出现霍纳综合征。全臂丛神经损伤时整个上肢迟缓性瘫痪，合并肌肉萎缩、感觉功能障碍、腱反射消失、自主神经功能障碍及霍纳综合征。

2. 正中神经损伤　正中神经损伤主要表现为拇指、示指、中指屈曲功能丧失，拇指不能对掌；大鱼际肌萎缩，出现猿手畸形；示指、中指末节感觉消失。患者时有烧灼性疼痛，骨膜反射减弱或消失。

3. 桡神经损伤　桡神经损伤时表现为上肢各肌肉完全瘫痪，肘关节不能伸直，垂腕，前臂伸直时不能旋后，指关节屈曲，掌指关节不能伸直，拇指不能背伸和外展，处于内收位；肘关节、上臂和前臂后面、手指部位感觉功能障碍。

4. 尺神经损伤　环指和小指远端不能屈曲；小鱼际肌、骨间肌、小指内收肌萎缩，手指分开、合拢受限，拇指不能内收，小指、环指掌指关节过伸，近指关节屈曲，呈"爪形手"畸形；手掌面的尺侧、小指和环指尺侧，以及小指、环指和中指的手背部一半感觉功能障碍。

5. 坐骨神经损伤　坐骨神经损伤临床表现与胫腓神经联合损伤时类同。踝关节与趾关节无自主活动，足下垂而呈马蹄样畸形，踝关节可随患侧肢体移动而呈摇摆样运动。小腿肌肉萎缩，跟腱反射消失，膝关节屈曲力弱，伸膝正常。除了小腿内侧外，小腿皮肤的感觉常因皮神经受到压迫而发生代偿，仅表现为感觉减退。

6. 腓总神经损伤　足和趾不能背伸，也不能外展外翻；呈内翻下垂畸形，晚期形成马蹄内翻足,行走时呈跨越步态;足背及小趾前外侧感觉消失。

周围神经损伤的康复评定

康复评定的目的在于进一步明确病损的性质、判断预后,从而确定康复目标,制订康复计划,评价康复效果。

1. 感觉功能评定 感觉功能评定包括浅感觉(痛觉、温度觉、触觉)、深感觉(位置觉、运动觉、振动觉)、复合感觉(皮肤定位觉、两点辨别觉、实体觉、图形觉)的检查。周围神经损伤后可出现感觉消失、感觉减退和感觉过敏,感觉减退区常处于感觉消失区的边缘。临床常用周围神经损伤后感觉功能恢复评定表。

2. 运动功能评定

(1)视诊:皮肤是否完整、肌肉有无肿胀或萎缩、肢体有无畸形、步态和姿势有无异常。用尺或容积测量仪测量患侧肢体的周径并与健侧对比,主要用来评估肌肉萎缩情况。

(2)肌力评定:常用徒手肌力检查法,按0~5级肌力检查记录,并与健侧对比。肌力3级以上者可用器械检测,包括握力测试、捏力测试、四肢肌群测试等。

(3)关节活动度评定:包括各关节及其在不同各轴向上的主动和被动活动范围的测定,并与健侧对比。

(4)反射检查:常检查肱二头肌反射、肱三头肌反射、桡骨膜反射、踝反射等。反射检查时需要患者充分合作,并进行双侧对比。

(5)自主神经功能检查:常用发汗试验,无汗表示神经损伤,恢复早期为多汗,从无汗到有汗则表示神经功能恢复。

(6)神经干叩击试验:叩击神经损伤(仅指机械力损伤)或神经损害的部位或其远侧,而出现其支配皮区的放电样麻痛感或蚁走感。此试验可提示神经再生的水平或神经损害的部位。

(7)周围神经电生理学评定:能较好地反映神经肌肉所处的功能状态,对周围神经损伤的部位、范围、性质、程度和预后等的判断具有重要的价值。常用的评估检查有直流感应电测定、强度-时间曲线分析、肌电图检查、神经传导速度测定、体感诱发电位测定。

3. 日常生活活动能力评定 包括躯体日常生活活动能力评定和工具性日常生活活动能力评定,常用躯体日常生活活动能力改良 Barthel 指数、修订的 Kenney 自理评定、Katz 指数等和工具性日常生活活动能力评定功能活动问卷、快速残疾评定量表等评定。

工作任务六

脑病辅助技术咨询

脑病是临床康复中的常见疾病,使人们无法正常生活,不同程度地影响患者健康、学习、工作和生活,常常引起疼痛、对线异常、并发症等问题。脑病辅助技术主要用于脑病发生后急性处理期、临床治疗、康复治疗中遇到的问题及所致功能障碍的康复辅助支持与康复宣传教育,通过辅助技术改善畸形、恢复功能、减轻疼痛。康复辅助技术咨询师需要了解脑病的分类、临床表现、评定方法等知识,准确地运用 SOAP 流程,为患者制订合适的康复辅助方案。

学习情境十五　脑卒中的辅助技术咨询

学习情境描述

扫码看课件

患者,女,66 岁,2 个月前外出时突然昏倒,急送医院,头颅 CT 示脑右侧出血,经内科对症、支持等治疗后病情稳定,现左侧肢体活动障碍。左侧肢体肌张力增高,左侧上肢屈肌、下肢伸肌痉挛,可独立翻身,辅助下可卧坐转移、坐站转移及站立、行走(图 15-1)。

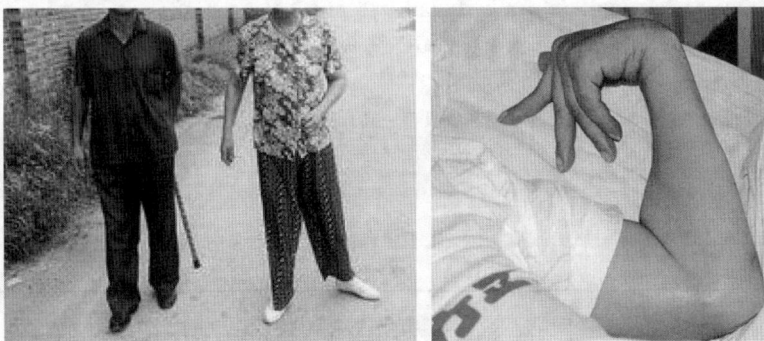

图 15-1　脑出血恢复期异常姿势

医生建议该患者使用辅助技术。应患者家属要求,你已来到医院与患者及家属见面。你应如何开展康复辅助技术咨询?请为患者制订相关的康复辅助技术咨询方案。

学习目标

(1)了解脑卒中引起的运动功能障碍。

(2)通过学习脑卒中的临床表现、检查方法等知识正确完成其康复辅助技术的 SOAP 流程。

(3)在整个 SOAP 流程中,注重团队配合,关爱患者,运用人际沟通技巧与患者及家属进行良好的沟通,能够对患者及家属进行康复宣传与康复教育。

任务书

姓名: 班级: 学号:

任务分析		临床表现与特点	
		康复要点	
		辅助技术选择	
		注意事项	
任务实施	S	主诉	
		症状	
		特殊问题	
		现病史	
		过去史	
	O	视诊	
		触诊	
		运动检查	
		神经检查	
	A	分析结果	
	P	康复辅助方案	

注意:完成工作任务后,康复辅助技术咨询师必须明确以下方面。

(1)症状的主要来源:如患者是否为解剖结构上的问题、意识行为问题等。

(2)造成症状的各种因素:如环境、行为、情感、躯体或生物力学因素。

(3)需要重复检查的内容:可以作为病情好转或恶化的标志性内容,并用 * 号加以标注。

(4)在体格检查(客观检查)中的注意事项和禁忌证。

(5)疾病的预后受很多因素影响,如损伤的范围和阶段,患者的期望、性格及生活方式等。

(6)如何更好地对患者及其病情进行管理并提供更有效的措施与建议?

任务分组

班级		组号		指导教师		
组长		学号				
组员	姓名		学号	姓名		学号
任务分工						

🔍 获取信息

了解本学习情境需要掌握的内容(包括脑卒中的分期、检查评估流程和数据采集方法),熟悉脑卒中后运动功能障碍的病因及生物力学原理,并收集相关资料。

❓ 引导问题

1.简述脑卒中的三级康复。

2.简述脑卒中的功能障碍。

◆ 小提示

1.脑卒中的三级康复 康复对脑卒中的整体治疗效果和重要性已经得到国际学者认可。脑卒中康复流程大致分为三个阶段,分别如下。

(1)一级康复:患者在医院急诊室或神经内科接受常规治疗的同时接受早期康复治疗,防止继发合并症的发生。脑血管病急性期后,在病情稳定的情况下,患者应尽早开始坐、站、走等活动。卧床患者在病情允许时,应注意良姿位体位。应重视语言、运动和心理等康复训练,以达到尽量恢复日常生活自理能力的目的。这段时间一般为 7 天左右。

(2)二级康复:患者在第一阶段康复产生效果后,转移到康复病房或康复中心接受康复治疗。二级康复主要针对运动功能障碍、感觉功能障碍、认知和情绪障碍、语言和交流障碍、吞咽障碍、二便障碍、关节挛缩等继发性障碍进行康复治疗,提高患者日常生活自理能力和生活质量。根据病情,可采用矫形器等进行康复治疗。这段时间一般为 20 天左右,绝大多数患者经过这段时间的训练后可达到生活能力自理。

(3)三级康复:患者在社区或家里继续康复治疗。患者病情稳定后,可转至社区或居家继续康复治疗。这个阶段大约 2 个月。

2.脑卒中的功能障碍 脑卒中后由于大脑损害部位、性质和程度不同,功能障碍表现也各不相同,临床常见的功能障碍包括运动功能障碍、感觉功能障碍、言语功能障碍、认知功能障碍、心理障碍、其他功能障碍等。

(1)运动功能障碍:运动功能障碍是脑卒中后最突出的问题,肢体功能障碍可出现偏瘫、交叉瘫、四肢瘫等,常伴有平衡功能障碍、协调功能障碍、步态异常等。当患者出现运动功能障碍后,随着脑功能的改变和病情发展,功能障碍部位出现肌张力和运动模式的不断改变,表现为肌张力由迟缓逐渐增强,而后会出现痉挛,随后肌张力逐渐减弱,并向正常肌张力恢复。在痉挛出现后,常常伴有共同运动、联合反应等异常运动模式,并伴有原始反射再现、平衡反射缺失等异常反射活动。

①典型的痉挛模式:脑卒中后痉挛主要是由上运动神经元损伤导致的,患者患侧肌肉会出现不同程度的痉挛。比较常见的是上肢表现为屈肌痉挛,下肢表现为伸肌痉挛。偏瘫患者典型的痉挛模式具体表现如下。

a.头颈向患侧屈曲并旋转,面部朝向健侧。

b.肩胛骨回缩,肩带下降,肩关节内收、内旋;肘关节屈曲伴前臂旋后或旋前;腕关节屈曲、尺偏;拇指对掌、内收、屈曲;其余手指屈曲、内收。

c.骨盆旋后、上提,髋关节后伸、内收、内旋,膝关节伸展,踝跖屈,足内翻、下垂,趾屈曲、内收。

②联合反应:当患者健侧身体进行抗阻运动或主动用力时,患侧肢体相应部位不自主地出现肌张力增高或出现运动反应,这是由于肌张力改变而引起的一种不随意的姿势反应。痉挛程

度越高,联合反应表现就越强、越持久,随着痉挛的逐渐减弱,联合反应也会逐渐减弱。联合反应常见模式如下。

a.对称性上肢联合反应:当健侧肩关节抗阻力外展时,患侧肩关节可出现外展动作或肌张力增高;当健侧肘关节抗阻力屈曲时,患侧肘关节可出现屈曲动作或肌张力增高。

b.对称性下肢联合反应:当健侧下肢抗阻力运动时,患侧下肢可出现相同的动作或肌张力增高,如果患侧出现的动作相反,则为非对称性下肢联合反应。

c.同侧联合反应:主要为同侧上下肢之间出现的姿势反应,如患侧上肢抗阻力屈曲,患侧下肢随之出现伸肌张力增高或伸展。

③共同运动:共同运动是指偏瘫患者期望完成某项肢体活动时引发的一种不可控制的特定的肢体异常活动,共同运动是脊髓水平的原始粗大运动,是脊髓中支配屈肌的神经元和支配伸肌的神经元之间的交互抑制关系失衡的表现,并因此导致分离运动消失,即不能随意、独立地进行单关节运动。共同运动的模式是定型的,在同一时间点、以同样的努力试图进行某项活动时,参与活动的肌肉及肌肉反应的强度都是相同的。如患者屈肩时,会出现上肢屈肌共同运动模式中相同的某一关节运动或几个关节运动的组合。偏瘫患者的共同运动模式包括屈肌共同运动模式和伸肌共同运动模式。

a.上肢屈肌共同运动模式较伸肌多见,表现为肩胛骨上提、回缩,肩关节后伸、外展、外旋,肘关节屈曲,前臂旋后,腕屈曲、尺偏,指屈曲、内收。

b.上肢伸肌共同运动模式表现为肩胛骨前伸,肩关节屈曲、内收、内旋,肘关节伸展,前臂旋前,腕指伸展。

c.下肢伸肌共同运动模式较屈肌多见,表现为髋关节伸展、内收、内旋,膝关节伸展,踝跖屈、内翻,趾跖屈、内收。

d.下肢屈肌共同运动模式表现为髋关节屈曲、外展、外旋,膝关节屈曲,踝背屈、伸展。

④反射活动异常:反射的变化在脑卒中恢复过程中因阶段不同而不同。脑卒中早期,偏瘫侧肢体肌张力低下,反射消失;恢复中期,深反射由消失转为亢进,病理反射阳性,痉挛和共同运动出现并逐渐达到高峰,原始反射即张力性姿势反射出现,常会出现紧张性颈反射、紧张性迷路反射、联合反应等,立直反射、平衡反应等消失;恢复后期,痉挛逐渐减弱或消失,运动模式逐渐失去共同运动的控制,出现随意的、有选择性的分离运动。常出现的原始反射具体表现如下。

a.对称性紧张性颈反射:颈部前屈时,双上肢屈曲、双下肢伸展;颈部后仰时,双上肢伸展、双下肢屈曲。因此,脑卒中后患者应注意,卧床取半坐卧位时头和躯干下面的枕头不宜过高,乘坐轮椅时颈和躯干不宜呈屈曲位,防止诱发对称性紧张性颈反射而加重痉挛。

b.非对称性紧张性颈反射:颈部肌肉和关节的本体感觉反应引起。当转头时,转向侧的肢体伸肌张力增高,对侧肢体屈肌张力增高。卧位和坐位的患者通常将头转向健侧,结果偏瘫上肢屈肌张力增高。长期坐轮椅的患者,因迟迟未进行站立和行走,偏瘫腿屈肌张力也增高。

c.紧张性迷路反射:头部位置及重力方向发生变化时躯干、四肢肌张力发生变化的反射称躯干四肢紧张性迷路反射。仰卧位时上下肢伸肌张力增高,俯卧位时上下肢屈肌张力增高。

(2)感觉功能障碍:脑卒中患者因病变的性质、部位和范围不同,可伴有不同程度的感觉功能障碍,涉及浅感觉(痛觉、温觉、触觉)、深感觉(位置觉、运动觉、振动觉)、复合感觉(皮肤定位觉、实体觉、图形觉、两点辨别觉)等。

(3)言语功能障碍:脑卒中后常伴有听、说、读、写的功能障碍,主要由于脑卒中病变累及优势半球语言中枢,患者出现失语症。若引起与言语产生有关的肌肉麻痹、肌力减弱和运动不协调,患者出现构音障碍和吞咽困难。脑卒中后急性期近半数患者伴有吞咽障碍,主要表现为流口水、进食呛咳,易导致患者营养不良,还可因伴随误咽而发生吸入性肺炎、窒息等危及生命。

(4)认知功能障碍:当脑血管病变累及大脑皮质认知功能区时,患者将出现不同程度和类型的认知功能障碍。认知功能障碍会导致患者日常生活活动能力下降,使工作和家庭生活严重受限。常见的认知功能障碍主要有注意障碍、记忆障碍、思维障碍、失用症、失认症等,严重的认知功能障碍表现为痴呆。

(5)心理障碍:脑卒中后,不少患者会出现心理问题,常见的是抑郁症,有时伴有焦虑等。

(6)其他功能障碍:脑卒中后也常伴有二便障碍、性功能障碍等问题。

工作计划

(1)小组进行分工,完成下表内容。

步骤	工作内容	负责人
S		
O		
A		
P		

(2)制订耗材、评估工具清单。

序号	名称	型号与规格	单位	数量	备注

(3)按照 SOAP 流程制订脑卒中患者的康复辅助技术咨询方案,初步填写任务书。

进行决策

小组内讨论每个同学的康复辅助技术咨询方案,分析优劣,综合每位同学的意见,确定小组的最终康复辅助技术咨询方案。教师结合各小组完成情况进行点评,修正最终方案。

工作实施

(1)按照本组制订的计划(最终方案)对标准化患者实施康复辅助技术咨询。

(2)康复辅助技术咨询一般步骤。

任务步骤		任务程序	注意事项
S	主诉	问清现存症状的形式、范围、深度、性质、程度,异常感觉及症状间关系	①有效倾听; ②善于引导患者谈话; ③多采用开放式谈话,少用闭合式谈话; ④减少专业术语的使用; ⑤注意沟通的完整性,重视患者反馈的信息; ⑥处理好谈话中的沉默; ⑦善于使用积极的言语,避免使用伤害性言语
	症状	问清加重因素、缓解因素	
	特殊问题	了解全身健康状况	
	现病史	记录现有症状开始和改变的时间	
	过去史	记录先前相关病史信息	

续表

任务步骤		任务程序	注意事项
O	视诊	分别观察患者姿势与体态是否异常、面部肌肉是否对称、肢体活动是否流畅	①测量时充分暴露被测量关节,先确定骨性标志,再放置量角器; ②如关节活动受限,先测量关节的主动活动度,后测量被动活动度,分别记录; ③评估受力时,对比左右侧(健患侧),且最好先检查健侧以确定施加阻力的大小; ④检查中应给予适当鼓励性的指令,以便提高受检者的主观能动性
	触诊	触按患者肌肉以感受其紧张程度;检查患者是否存在肌肉痉挛	
	运动检查	评估肌力和肌张力,判断患者的肌肉功能是否受损,以及是否存在肌张力增高。观察患者行走时的步态,包括步长、步宽、步速、步态对称性等方面,以评估患者的行走能力	
	神经检查	检查患者的深反射、浅反射	
A	分析结果	根据各项主观检查、客观检查结果和运动解剖学、生物力学知识进行综合分析与总结,得出功能障碍分析结果	—
P	制订计划	根据明确的分析结果,为患者有针对性地制订康复辅助计划	①据患者的肌张力状态和功能障碍情况,选择合适的矫形器以辅助康复; ②确保矫形器与患者身体形态相匹配,提供足够的支撑和稳定性; ③适时调整矫形器处方,防止长期制动引起的不良反应

👍 评价反馈

学生进行自评,评价自己能否完成脑卒中的辅助技术咨询的学习,能否按时完成整个SOAP流程和填写任务书,有无任务遗漏。教师对学生进行评价的内容:报告书写是否工整、规范,报告内容数据是否出自实训、真实合理,阐述是否详细,认识体会是否深刻,结果分析是否合理,是否达到了实训的目的。

(1)学生进行自评,并将结果填入下面学生自评表中。

班级:　　　　　　　　　　姓名:　　　　　　　　　　学号:

学习情境:

评价项目	评价标准	分值	得分
主观评估	通过谈话问清现存症状,获得有效信息	10	
客观检查	准确、合理、规范地完成所需评估项目	10	
结果评定	准确分析功能障碍结果及形成因素	15	
辅助计划	提供准确、有效的辅助计划和康复建议	15	
工作态度	态度端正,无无故缺勤、迟到、早退现象	10	
工作质量	能按计划完成工作任务	10	

续表

评价项目	评价标准	分值	得分
协调能力	与小组成员、其他同学之间能合作交流,协调工作	10	
职业素质	关爱残疾人,有爱心、耐心、细心、责任心	10	
创新意识	运用 SOAP 流程拓展工作	10	
合计		100	

（2）学生以小组为单位,对学习的过程与结果进行互评,将互评结果填入下面学生互评表中。

学习情境										评价对象（组别）					
评价项目	分值			等级						1	2	3	4	5	6
职业素养	15	优	13～15	良	10～12	中	7～9	差	0～6						
工作效率	10	优	9～10	良	7～8	中	5～6	差	0～4						
计划合理	15	优	13～15	良	10～12	中	7～9	差	0～6						
方案准确	15	优	13～15	良	10～12	中	7～9	差	0～6						
团队合作	10	优	9～10	良	7～8	中	5～6	差	0～4						
组织有序	10	优	9～10	良	7～8	中	5～6	差	0～4						
操作规范	10	优	9～10	良	7～8	中	5～6	差	0～4						
成果展示	15	优	13～15	良	10～12	中	7～9	差	0～6						
合计	100														

（3）教师对学生工作过程与工作结果进行评价,并将评价结果填入下面教师综合评价表中。

学习情境				
评价项目		评价标准	分值	得分
工作过程 （50%）	S(10)	有效倾听	3	
		谈话技巧合理;能较好处理谈话中的沉默	4	
		注意沟通的完整性,重视患者反馈的信息	3	
	O(10)	评估内容合理、安全、有效	4	
		操作位置准确	2	
		评估顺序标准	2	
		评估中使用恰当指令,以提高患者的主观能动性	2	
	A(10)	基础知识运用合理	2	
		准确分析功能障碍的影响因素	4	
		评定结果准确	4	
	P(20)	提供准确、有效的辅助计划	10	
		开展有针对性的康复教育	5	
		针对患者的期望给予回复	5	

续表

评价项目		评价标准	分值	得分
职业素养 （20%）	思政目标	关爱残疾人，有爱心、耐心、细心、责任心	5	
	工作习惯	具有安全意识、责任意识、服务意识	5	
	工作态度	积极参加教学活动，按时完成评价表，遵守考勤制度	5	
	团队精神	具有团队合作能力和与团队成员有效交流的能力	5	
项目成果 （30%）	工作完整	能按时完成任务	5	
	工作规范	能按规范要求开展 SOAP	10	
	辅具报告	能针对情境设计辅助计划	10	
	成果展示	能准确表达并汇报工作成果	5	
合计			100	

（4）综合评价表如下。

自评（20%）	小组互评（30%）	教师评价（50%）	综合得分

📖 学习情境的相关知识点

🔍 脑卒中的康复评定

康复评定是脑卒中康复的重要内容，可为后续康复计划的制订提供重要的临床依据，并可辅助对患者的预后进行判断。康复评定贯穿于康复治疗的始终，一般通过主观检查（S）和客观检查（O）来进行评估。脑卒中常用的评定有以下几个方面。

1. 脑损伤程度评定　常用的脑损伤程度评定工具有格拉斯哥昏迷量表（GCS）、中国脑卒中临床神经功能缺损程度评分量表、美国国立卫生研究院卒中量表（NIHSS）、简易智力状态检查量表（MMSE）等。

（1）格拉斯哥昏迷量表（GCS）：根据患者的睁眼反应（1～4 分）、运动反应（1～6 分）和言语反应（1～5 分）三个方面来判定患者脑损害严重程度。小于 8 分提示重度脑损害，呈昏迷状态，9～12 分提示中度脑损害；13～15 分提示轻度脑损害。评分越低，提示病情越严重。患者 GCS 总分达到 15 时才有可能配合检查者进行认知功能评定。格拉斯哥昏迷量表如下。

项目		患者反应	评分
睁眼反应		自动睁眼	4
		听到言语命令时睁眼	3
		刺痛时睁眼	2
		刺痛时不睁眼	1
运动反应		能执行简单口令	6
		刺痛时能指出部位	5
		刺痛时肢体能正常回缩	4

续表

项目	患者反应	评分
运动反应	刺痛时身体出现异常屈曲（去皮质状态）（上肢屈曲、内收、内旋，下肢伸直、内收、内旋，踝跖屈）	3
	捏痛时身体出现异常伸直（去大脑强直）（上肢伸直、内收、内旋，腕指屈曲，下肢伸直、内收、内旋，踝跖屈）	2
	刺痛时毫无反应	1
言语反应	能正确回答问话	5
	言语错乱，定向障碍	4
	说的话能被理解，但无意义	3
	能发声，但不能被理解	2
	不发声	1

(2)中国脑卒中神经功能缺损程度评分量表：目前我国用于脑卒中临床神经功能缺损程度评定较广泛的量表之一。其评分为 0~45 分，0~15 分提示轻度神经功能缺损，16~30 分提示中度神经功能缺损，31~45 分提示重度神经功能缺损。评分越高，提示病情越严重。

(3)美国国立卫生研究院卒中量表(NIHSS)：NIHSS 是国际上公认的使用频率最高的脑卒中评定量表，有 11 项检测内容。评分越高，预示病情越严重。

2. 运动功能评定 脑卒中运动功能评定内容包括肌力、关节活动、肌张力、步态、平衡功能等，常用的方法有 Brunnstrom 运动功能评定法、上田敏运动功能评定法、Fugl-Meyer 运动功能评定法等。

(1)Brunnstrom 运动功能评定法：Brunnstrom 将脑卒中偏瘫运动功能恢复情况分为 6 期，根据患者上肢、手、下肢肌张力与运动模式的变化来评定患者运动功能恢复状况。Ⅰ期患者无随意运动；Ⅱ期患者开始出现随意运动；Ⅲ期患者的异常肌张力明显增高，可随意出现共同运动；Ⅳ期患者的异常肌张力开始下降，共同运动模式被打破，开始出现分离运动；Ⅴ期患者的肌张力逐渐恢复，并出现精细运动；Ⅵ期患者的运动能力接近正常水平，但运动速度和准确性比健侧差。Brunnstrom 运动功能评定法如下。

分期	上肢	手	下肢
Ⅰ	弛缓，无随意运动	弛缓，无随意运动	弛缓，无随意运动
Ⅱ	开始出现共同运动或其成分，不一定引起关节运动	仅有极细微的屈曲	最小限度的随意运动
Ⅲ	痉挛加剧，可随意引起共同运动，并有一定的关节运动	能全指屈曲，勾状抓握，但不能伸展	坐位和立位时，有髋、膝、踝的协同屈曲
Ⅳ	痉挛开始减弱，出现一些脱离共同运动模式的运动：①手能置于腰后；②上肢前屈 90°（肘伸展）；③屈肘 90°，前臂能旋前、旋后	能侧方抓握及拇指带动松开；手指能进行半随意的、小范围的伸展	①坐位，足跟触地，踝能背屈；②坐位，足可向后滑动，使屈膝大于 90°

续表

分期	上肢	手	下肢
V	痉挛减弱,基本脱离共同运动,出现分离运动: ①上肢外展 90°(肘伸展,前臂旋前); ②上肢前平举及上举过头(肘伸展); ③肘伸展位,肩前屈 30°～90°,前臂能旋前、旋后	①用手掌抓握,能握住圆柱体及球形物,但不熟练;②能随意伸开全指,但范围大小不等	从共同运动到分离运动: ①健腿站,患侧髋伸展位,能屈膝;②立位,膝伸直,足稍向前踏出,踝能背屈
Ⅵ	痉挛基本消失,协调运动正常或接近正常	①能进行各种抓握;②能全范围伸指;③可进行单个指活动但比健侧稍差	协调运动大致正常: ①立位,髋能外展超过骨盆上提的范围;②坐位,伸膝,可内外旋下肢,并伴有足内外翻

(2)上田敏运动功能评定法:上田敏以 Brunnstrom 运动功能评定法为基础设计了十三级评价法。Brunnstrom Ⅰ、Ⅱ、Ⅲ、Ⅳ、Ⅴ、Ⅵ期分别相当于上田敏 0、(1、2)、(3、4、5、6)、(7、8)、(9、10、11)、12 级。

(3)Fugl-Meyer 运动功能评定法:瑞典学者 Fugl-Meyer 主要根据 Brunnstrom 的观点,设计了定量化的 Fugl-Meyer 运动功能评定法,并于 1975 年发表。该量表是一种累加积分量表,专门用于脑卒中偏瘫的评定。内容包括肢体运动、平衡、四肢感觉、关节活动度和疼痛五项,共113 个小项目,每个小项目分为三级,分别计 0 分、1 分和 2 分,总分为 226 分。上肢运动功能评定总分为 66 分,下肢运动功能评定总分为 34 分,平衡功能评定总分为 14 分,四肢感觉功能评定总分为 24 分,关节活动度评定总分为 44 分,疼痛评定总分为 44 分。

(4)其他评定法:除了上述三种常用方法外,临床中脑卒中的运动功能评定还常用徒手肌力评定、关节活动度评定、痉挛评定、平衡功能评定以及步态分析等。具体内容参考赵文星主编的《老年人综合能力评估》。

3. 感觉功能评定 脑卒中患者感觉功能评定内容包括浅感觉、深感觉、复合感觉。评定方法详见赵文星主编的《老年人综合能力评估》。

4. 认知功能评定 脑卒中患者常伴认知功能障碍,包括注意障碍、记忆障碍、思维障碍、失认症、失用症等。评定方法参考赵文星主编的《老年人综合能力评估》。

5. 言语功能评定和吞咽功能评定 脑卒中患者易发生言语和吞咽功能障碍。具体评定方法参考赵文星主编的《老年人综合能力评估》。

6. 心理功能评定 常用的工具有汉密尔顿抑郁量表和汉密尔顿焦虑量表等。参考赵文星主编的《老年人综合能力评估》。

7. 日常生活活动能力评定和生活质量评定 常用 Barthel 指数和功能独立性评定量表进行日常生活活动能力评定。生活质量评定常用健康调查量表 36(SF-36)、生活质量问卷等。

🔍 脑卒中的分期康复治疗

脑卒中所致运动功能障碍的康复治疗主要依据 Brunnstrom 分期制订分期治疗计划。该计划一般分为三个阶段:软瘫期(急性期,发病后 1～2 周)、痉挛期(恢复早期和中期,发病后 3 周至 3 个月)、恢复期(恢复后期,发病后 4～6 个月)。

1. 软瘫期

(1)康复目标:①预防痉挛出现;②预防并发症及继发损伤;③诱发正常运动模式。

(2)康复计划:①体位治疗;②床上活动训练;③辅助被动活动;④主动运动训练。

2. 痉挛期

(1)康复目标:①控制痉挛和异常运动模式,促进分离运动;②以正常的运动模式完成基本运动。

(2)康复计划:①躯干控制训练;②肢体正常运动模式训练;③负重训练;④痉挛控制训练;⑤双侧肢体训练;⑥运动协调训练;⑦提高运动速度训练;⑧精细运动训练;⑨回归社会的适应训练;⑩步行训练。

3. 恢复期

(1)康复目标:①出现较充分的分离运动;②运动模式接近正常。

(2)康复计划:①继续功能训练;②利用并加强残存功能;③必要时改变环境(职业、住房等)。

🔍 脑卒中的辅助技术

1. 软瘫期 体位变换、维持良肢位、预防并发症为主要辅助要点。预防和治疗肩关节半脱位,缓解肩部疼痛,可使用肩关节吊带(图 15-2);上肢保持休息位、功能位。

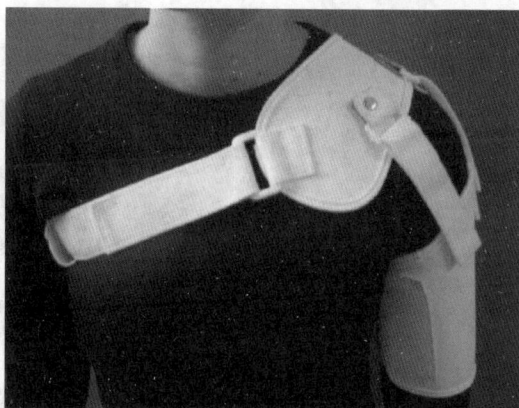

图 15-2 脑卒中患者使用肩关节吊带示意图

2. 痉挛期 为减轻痉挛程度,避免强化异常模式,促进分离运动,加强患侧主动活动(以辅助技术为主),可使用降张力辅具和下肢支具(图 15-3、图 15-4)。

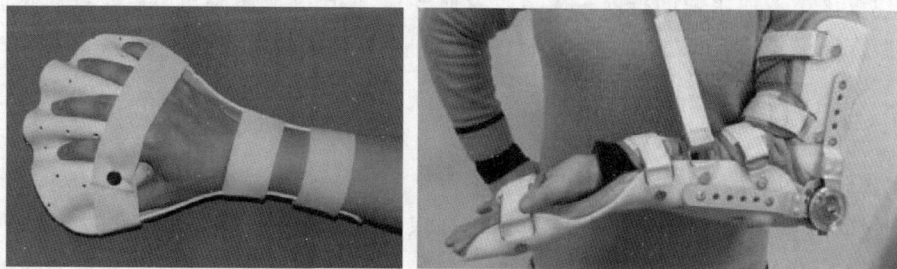

图 15-3 脑卒中患者常用降张力辅具

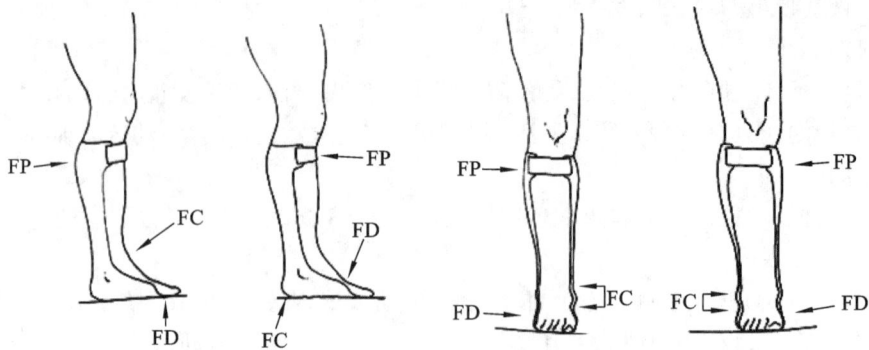

图 15-4　痉挛期下肢支具的施力部位

FC,后内翻;FP,前内翻;FD,前外展

学习情境十六　脑瘫的辅助技术咨询

扫码看课件

📝 学习情境描述

　　患者,女,5 岁,7 个月时早产,2 岁时仍不能行走,3 年前入院就诊,确诊为脑瘫,行 3 年康复锻炼后患儿在辅助下逐渐可站立,但肌张力增高,无法行走(图 16-1)。

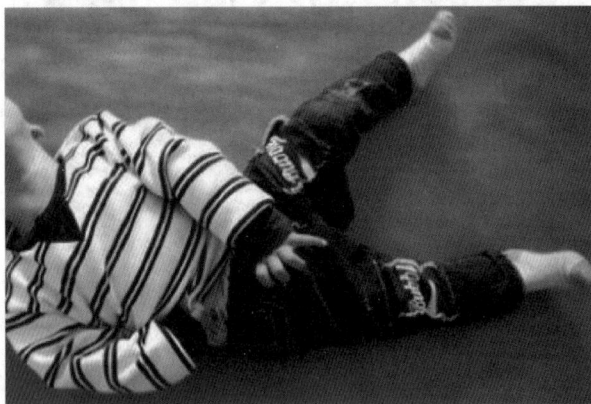

图 16-1　脑瘫患儿异常姿势图

　　医生建议该患者使用辅助技术。应患者家属要求,你已来到医院与患者及家属见面。你应如何开展康复辅助技术咨询?请为患者制订相关的康复辅助技术咨询方案。

🎯 学习目标

　　(1)了解脑瘫引起的运动功能障碍。

　　(2)通过学习脑瘫的临床表现、检查方法等知识正确完成其康复辅助技术的 SOAP 流程。

　　(3)在整个 SOAP 流程中,注重团队配合,关爱患者,运用人际沟通技巧与患者及家属进行良好的沟通,能够对患者及家属进行康复宣传与康复教育。

任务书

姓名：　　　　　　　　　班级：　　　　　　　　　学号：

任务分析	临床表现与特点		
	康复要点		
	辅助技术选择		
	注意事项		
任务实施	S	主诉	
		症状	
		特殊问题	
		现病史	
		过去史	
	O	视诊	
		触诊	
		运动检查	
		神经检查	
	A	分析结果	
	P	康复辅助方案	

注意：完成工作任务后，康复辅助技术咨询师必须明确以下方面。

(1)症状的主要来源：如患者是否为解剖结构上的问题、意识行为问题等。

(2)造成症状的各种因素：如环境、行为、情感、躯体或生物力学因素。

(3)需要重复检查的内容：可以作为病情好转或恶化的标志性内容，并用 * 号加以标注。

(4)在体格检查(客观检查)中的注意事项和禁忌证。

(5)疾病的预后受很多因素影响，如损伤的范围和阶段，患者的期望、性格及生活方式等。

(6)如何更好地对患者及其病情进行管理并提供更有效的措施与建议？

任务分组

班级		组号		指导教师	
组长		学号			
组员	姓名		学号	姓名	学号
任务分工					

🔍 获取信息

了解本学习情境需要掌握的内容(包括脑瘫的检查评估流程和数据采集方法),熟悉脑瘫所致运动功能障碍的病因及生物力学原理,并收集相关资料。

❓ 引导问题

1.简述脑瘫患者运动功能障碍分类。

2.简述脑瘫患儿站立位的意义。

3.脑瘫患儿常用的辅助器具有哪些? 请简要描述它们的主要功能和适用场景。

◈ 小提示

1.脑瘫患者运动功能障碍分类

(1)按运动功能障碍性质分类:痉挛型、手足徐动型、共济失调型、混合型。

(2)按运动功能障碍部位分类。

①单肢瘫:运动功能障碍只累及一个上肢或一个下肢,少见。

②偏瘫:只累及一侧肢体,通常上肢障碍重于下肢。

③三肢瘫:累及三个肢体,临床少见。

④四肢瘫:四肢受累,障碍程度相似。

⑤截瘫:仅累及双下肢。

⑥双瘫:四肢受累,下肢重。此型多见。

⑦双重性偏瘫:运动功能障碍不对称,累及双侧上下肢体,上肢重。

(3)按粗大运动功能分类:患儿12岁以前,可分为五级。

Ⅰ级:步行不受限制;只是在要求严格时,粗大运动能力有些受限。

Ⅱ级:不需要使用任何辅助器具就可以步行;户外步行限制在社区范围以内。

Ⅲ级:应用移动辅助器具可以步行;户外步行限制在社区以内。

Ⅳ级:自行移动受限;户外活动需要依赖运送工具或在社区内使用动力性移动辅助器具。

Ⅴ级:即使使用了辅助技术,自行移动也严重受限。

2.站立位的意义

(1)可以帮助患儿进一步扩大视觉范围。

(2)可以促进全身的代谢功能。

(3)促进骨骼生长,增加骨的密度。

(4)可以扩大双手取物的范围。

(5)患儿不需要仰视就可以与正常人进行交流,可以增强其自尊心,提高其活动能力等。

3.患儿常用的辅助器具

(1)拐杖:患儿常四肢受累,因此使用拐杖者较少,截瘫型可用。

(2)推车、轮椅:上肢功能好的脑瘫患儿,若3岁以后仍不能独立行走,应该考虑配用轮椅。

(3)安全帽:适用于能独立行走但平衡功能不好的易摔跤患儿,可以防止他们摔倒时摔伤头部;也适用于合并癫痫的患儿。

（4）生活自助具：保暖手套，带尼龙搭扣的衣服、鞋子；带圈的吸管和杯子固定台；盘碗吸垫；带环的杯子；粗柄汤勺和弯把勺；碗盘一侧加高；汤匙、铅笔固定带；带胶带的梳子。

🕐 工作计划

（1）小组进行分工，完成下表内容。

步骤	工作内容	负责人
S		
O		
A		
P		

（2）制订耗材、评估工具清单。

序号	名称	型号与规格	单位	数量	备注

（3）按照 SOAP 流程制订脑瘫患者的康复辅助技术咨询方案，初步填写任务书。

💡 进行决策

小组内讨论每个同学的康复辅助技术咨询方案，分析优劣，综合每位同学的意见，确定小组的最终康复辅助技术咨询方案。教师结合各小组完成情况进行点评，修正最终方案。

👷 工作实施

（1）按照本组制订的计划（最终方案）对标准化患者实施康复辅助技术咨询。

（2）康复辅助技术咨询一般步骤。

任务步骤		任务程序	注意事项
S	主诉	问清现存症状的形式、范围、深度、性质、程度、异常感觉及症状间关系	①有效倾听； ②善于引导患者谈话； ③多采用开放式谈话，少用闭合式谈话； ④减少专业术语的使用； ⑤注意沟通的完整性，重视患者反馈的信息； ⑥处理好谈话中的沉默； ⑦善于使用积极的言语，避免使用伤害性言语
	症状	问清加重因素、缓解因素	
	特殊问题	了解全身健康状况	
	现病史	记录现有症状开始和改变的时间	
	过去史	记录先前相关病史信息	

任务步骤		任务程序	注意事项
O	视诊	观察患儿是否有角弓反张、尖足、四肢痉挛、舞蹈样不自主运动或交叉步态等特殊姿势；注意患儿面部表情是否自然，有无面部肌肉僵硬或抽搐等现象；观察患儿的眼球运动是否协调，有无斜视或眼球震颤等情况	①测量时充分暴露被测量关节，先确定骨性标志，再放置量角器；②如关节活动受限，先测量关节的主动活动度，后测量被动活动度，分别记录；③评估受力时，对比左右侧（健患侧），且最好先检查健侧以确定施加阻力的大小；④检查中应给予适当鼓励性的指令，以便提高受检者的主观能动性
	触诊	触摸和按压患儿的身体部位，评估其肌肉张力	
	运动检查	通过观察患儿抓握玩具、翻书等日常活动评估患儿的精细动作、平衡能力和协调性；测量其肌肉收缩力量是否正常	
	神经检查	检查患者的深反射、浅反射	
A	分析结果	根据各项主观检查、客观检查结果和运动解剖学、生物力学知识进行综合分析与总结，得出功能障碍分析结果	—
P	制订计划	根据明确的分析结果，为患者有针对性地制订康复辅助计划	①根据患儿的具体病情和功能障碍情况选择合适的矫形器以辅助康复；②确保矫形器与患儿的身体形态相匹配，以提供足够的支撑和稳定；③注意矫形器是否会对肢体造成压伤

👍 评价反馈

学生进行自评，评价自己能否完成脑瘫的辅助技术咨询的学习，能否按时完成整个 SOAP 流程和填写任务书，有无任务遗漏。教师对学生进行评价的内容：报告书写是否工整、规范，报告内容数据是否出自实训、真实合理，阐述是否详细，认识体会是否深刻，结果分析是否合理，是否达到了实训的目的。

（1）学生进行自评，并将结果填入下面学生自评表中。

班级：　　　　　　　姓名：　　　　　　　　学号：

学习情境：

评价项目	评价标准	分值	得分
主观评估	通过谈话问清现存症状，获得有效信息	10	
客观检查	准确、合理、规范地完成所需评估项目	10	
结果评定	准确分析功能障碍结果及形成因素	15	
辅助计划	提供准确、有效的辅助计划和康复建议	15	
工作态度	态度端正，无无故缺勤、迟到、早退现象	10	

续表

评价项目	评价标准	分值	得分
工作质量	能按计划完成工作任务	10	
协调能力	与小组成员、其他同学之间能合作交流,协调工作	10	
职业素质	关爱残疾人,有爱心、耐心、细心、责任心	10	
创新意识	运用 SOAP 流程拓展工作	10	
合计		100	

(2)学生以小组为单位,对学习的过程与结果进行互评,将互评结果填入下面学生互评表中。

学习情境									评价对象(组别)					
评价项目	分值			等级					1	2	3	4	5	6
职业素养	15	优	13~15	良	10~12	中	7~9	差	0~6					
工作效率	10	优	9~10	良	7~8	中	5~6	差	0~4					
计划合理	15	优	13~15	良	10~12	中	7~9	差	0~6					
方案准确	15	优	13~15	良	10~12	中	7~9	差	0~6					
团队合作	10	优	9~10	良	7~8	中	5~6	差	0~4					
组织有序	10	优	9~10	良	7~8	中	5~6	差	0~4					
操作规范	10	优	9~10	良	7~8	中	5~6	差	0~4					
成果展示	15	优	13~15	良	10~12	中	7~9	差	0~6					
合计	100													

(3)教师对学生工作过程与工作结果进行评价,并将评价结果填入下面教师综合评价表中。

学习情境				
评价项目		评价标准	分值	得分
工作过程 (50%)	S(10)	有效倾听	3	
		谈话技巧合理;能较好处理谈话中的沉默	4	
		注意沟通的完整性,重视患者反馈的信息	3	
	O(10)	评估内容合理、安全、有效	4	
		操作位置准确	2	
		评估顺序标准	2	
		评估中使用恰当指令,以提高患者的主观能动性	2	
	A(10)	基础知识运用合理	2	
		准确分析功能障碍的影响因素	4	
		评定结果准确	4	
	P(20)	提供准确、有效的辅助计划	10	
		开展有针对性的康复教育	5	
		针对患者的期望给予回复	5	

续表

评价项目		评价标准	分值	得分
职业素养 (20%)	思政目标	关爱残疾人,有爱心、耐心、细心、责任心	5	
	工作习惯	具有安全意识、责任意识、服务意识	5	
	工作态度	积极参加教学活动,按时完成评价表,遵守考勤制度	5	
	团队精神	具有团队合作能力和与团队成员有效交流的能力	5	
项目成果 (30%)	工作完整	能按时完成任务	5	
	工作规范	能按规范要求开展 SOAP	10	
	辅具报告	能针对情境设计辅助计划	10	
	成果展示	能准确表达并汇报工作成果	5	
合计			100	

(4)综合评价表如下。

自评(20%)	小组互评(30%)	教师评价(50%)	综合得分

学习情境的相关知识点

脑瘫患儿的辅助技术需求分类

1. 步行脑瘫患儿　步行脑瘫患儿能够独立步行(包括应用矫形器和助行器具)。这类脑瘫多见于年龄在 2~4 岁之间,粗大运动功能分类为Ⅰ级、Ⅱ级、Ⅲ级的患儿,以及 4 岁之后被归为Ⅳ级者。据统计,大约有 2/3 的脑瘫患儿可以恢复到可以步行的水平。

步行脑瘫患儿主要需要应用矫形器和步行辅助用具预防、矫正下肢畸形,改善步行功能。

2. 站立脑瘫患儿　能够站立的脑瘫患儿多为 2 岁以前粗大运动功能分类为Ⅱ级者、2 岁以后归为Ⅲ级者以及 4 岁以后归为Ⅳ级者。这类脑瘫患儿具有一定的肌肉控制能力和平衡能力,应用(或不应用)矫形器时可以独立站立。

站立脑瘫患儿矫形器主要指各种用于帮助脑瘫患儿站立的辅助器具。

3. 站立前脑瘫患儿　站立前脑瘫患儿的全部时间不是躺着就是坐着。这是一类活动严重受限的患儿,多为痉挛性瘫、双瘫,多为 6 岁之前粗大运动功能分类为Ⅳ级和Ⅴ级者,以及 2 岁以前被归为Ⅲ级者。

协助脑瘫患儿保持合适的卧位姿势(不论是仰卧位还是俯卧位),有助于预防肢体与躯干的畸形;保持合适的坐姿和站姿,不仅能扩大他们的视野,促进认知和交流能力的发展,还能预防脊柱弯曲,避免食物逆流。此外,稳定的坐姿和站姿还能增强双上肢和头部的运动功能,促进其运动功能的发育。

脑瘫矫形器技术原则

(1)应用神经生理学原理。

①全面接触:减少站立、步行中原始的屈趾反射、踝的跖屈反射,减少第 1~5 跖骨皮肤表面的承重,保证足底全面接触。

②持续的肌腱牵拉可以抑制肌肉的反射性痉挛。

③重视主动肌力和关节活动范围的恢复,有利于本体感觉的恢复。

④以预防畸形为主,适合儿童发展需要。

(2)根据肌肉瘫痪部位、肌肉痉挛程度、畸形情况设计矫形器。

(3)注意某一关节的姿势会影响其他所有关节的静态、动态对线,也要注意跨越两个关节的肌肉对两个关节间的生物力学相互作用。

(4)尽量不妨碍生理性的运动功能。

(5)密切合作,加强随访,及时更换矫形器。

🔍 脑瘫矫形器选用

(1)被动可复性麻痹性平足:平足垫、足托(动态足部矫形器(DFO)或动态踝足矫形器(DAFO))(图 16-2)。

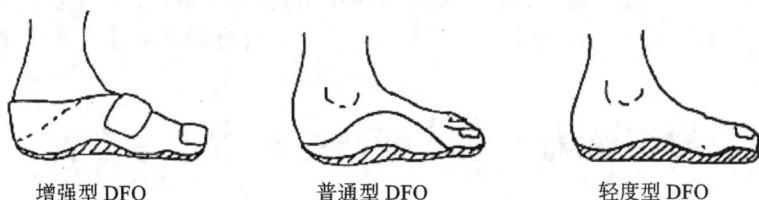

| 增强型 DFO | 普通型 DFO | 轻度型 DFO |

图 16-2　DAFO 的外形图

(2)站立位摆动期垂足:可动性踝足矫形器、后侧弹性塑料踝足矫形器、带关节的踝足矫形器(图 16-3)。

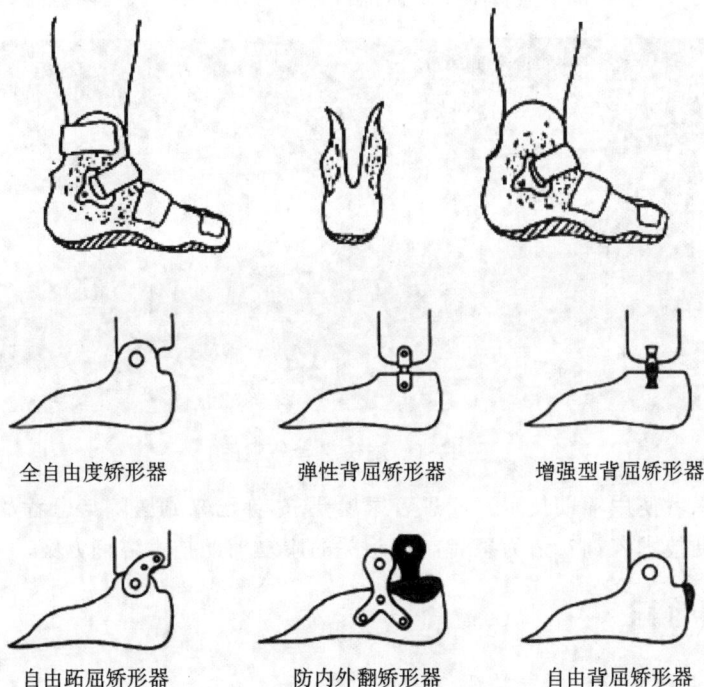

全自由度矫形器　　弹性背屈矫形器　　增强型背屈矫形器

自由跖屈矫形器　　防内外翻矫形器　　自由背屈矫形器

图 16-3　踝足矫形器

烧伤辅助技术咨询

烧伤不仅造成皮肤和黏膜的损伤,还可伤及肌肉、骨骼,严重者引起一系列的全身反应(如休克、感染等),如果处理不当,很容易造成死亡。烧伤辅助技术主要用于烧伤发生后急性处理期、临床治疗、康复治疗中遇到的问题及所致功能障碍的康复辅助支持与康复宣传教育,通过辅助技术改善畸形、恢复功能、减轻疼痛。康复辅助技术咨询师需要了解烧伤的处理、体位摆放、评定方法等,准确地运用 SOAP 流程,为患者制订合适的康复辅助方案。

学习情境十七　烧伤的辅助技术咨询

📝 学习情境描述

扫码看课件

患者,男,29 岁,1 个月前工作中被火焰灼伤,急送医院,现症状逐渐稳定(图 17-1)。

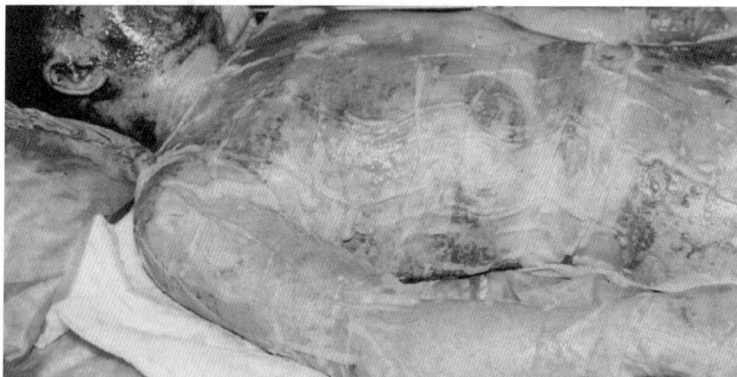

图 17-1　烧伤患者外观图

医生建议该患者使用辅助技术。应患者家属要求,你已来到医院与患者及家属见面。你应如何开展康复辅助技术咨询?请为患者制订相关的康复辅助技术咨询方案。

🎯 学习目标

(1)了解烧伤引起的运动功能障碍。

(2)通过学习烧伤的临床表现、检查方法等知识正确完成其康复辅助技术的 SOAP 流程。

(3)在整个 SOAP 流程中,注重团队配合,关爱患者,运用人际沟通技巧与患者及家属进行良好的沟通,能够对患者及家属进行康复宣传与康复教育。

任务书

姓名: 班级: 学号:

任务分析	临床表现与特点	
	康复要点	
	辅助技术选择	
	注意事项	

任务实施	S	主诉	
		症状	
		特殊问题	
		现病史	
		过去史	
	O	视诊	
		触诊	
		运动检查	
		神经检查	
	A	分析结果	
	P	康复辅助方案	

注意:完成工作任务后,康复辅助技术咨询师必须明确以下方面。

(1)症状的主要来源:如患者是否为解剖结构上的问题、意识行为问题等。

(2)造成症状的各种因素:如环境、行为、情感、躯体或生物力学因素。

(3)需要重复检查的内容:可以作为病情好转或恶化的标志性内容,并用 * 号加以标注。

(4)在体格检查(客观检查)中的注意事项和禁忌证。

(5)疾病的预后受很多因素影响,如损伤的范围和阶段,患者的期望、性格及生活方式等。

(6)如何更好地对患者及其病情进行管理并提供更有效的措施与建议?

任务分组

班级		组号		指导教师	
组长		学号			
组员	姓名		学号	姓名	学号
任务分工					

🔍 获取信息

了解本学习情境需要掌握的内容（包括烧伤程度的分级、检查评估流程和数据采集方法），熟悉烧伤的功能障碍及诊断和康复处理要点，并收集相关资料。

❓ 引导问题

1. 简述烧伤程度的分级。
2. 简述烧伤患者康复期处理要点。

◆ 小提示

1. 烧伤程度分级

（1）轻度：Ⅱ度面积 10％以下。

（2）中度：Ⅱ度面积 10％～29％或Ⅲ度面积不足 10％。

（3）重度：烧伤总面积 30％～50％或Ⅲ度面积 10％～20％，或有并发症、复合伤。

（4）特重：烧伤总面积 50％以上或Ⅲ度面积 20％以上或已有严重并发症。

2. 烧伤康复期处理要点

（1）提倡"早期、全程、综合、持久"烧伤康复原则。

早期康复是指从烧伤一开始就进行康复干预，如应重视体位摆放、关节的主动活动与被动运动；全程康复指从受伤到烧伤瘢痕稳定全过程中重视康复；综合康复指将多种康复措施相结合，合并或交替使用；持久康复指康复措施不能间断，直至瘢痕稳定。

（2）重视心理康复并将其贯穿康复治疗的全过程。

①心身医学专家在床旁进行心理咨询，对其心理状态做出量化评定。

②医护人员与患者多交流，给予鼓励，使患者树立战胜疾病的信心。

③应用药物（如阿普唑仑、百优解等）缓解痒痛、恐惧和抑郁症状。

🕐 工作计划

（1）小组进行分工，完成下表内容。

步骤	工作内容	负责人
S		
O		
A		
P		

（2）制订耗材、评估工具清单。

序号	名称	型号与规格	单位	数量	备注

(3)按照 SOAP 流程制订烧伤患者的康复辅助技术咨询方案,初步填写任务书。

💡 进行决策

小组内讨论每个同学的康复辅助技术咨询方案,分析优劣,综合每位同学的意见,确定小组的最终康复辅助技术咨询方案。教师结合各小组完成情况进行点评,修正最终方案。

⚙ 工作实施

(1)按照本组制订的计划(最终方案)对标准化患者实施康复辅助技术咨询。
(2)康复辅助技术咨询一般步骤。

任务步骤		任务程序	注意事项
S	主诉	问清现存症状的形式、范围、深度、性质、程度,异常感觉及症状间关系	①有效倾听; ②善于引导患者谈话; ③多采用开放式谈话,少用闭合式谈话; ④减少专业术语的使用; ⑤注意沟通的完整性,重视患者反馈的信息; ⑥处理好谈话中的沉默; ⑦善于使用积极的言语,避免使用伤害性言语
	症状	问清加重因素、缓解因素	
	特殊问题	了解全身健康状况	
	现病史	记录现有症状开始和改变的时间	
	过去史	记录先前相关病史信息	
O	视诊	观察烧伤创面的颜色、形态、渗出物等特征	①测量时充分暴露被测量关节,先确定骨性标志,再放置量角器; ②如关节活动受限,先测量关节的主动活动度,后测量被动活动度,分别记录; ③评估受力时,对比左右侧(健患侧),且最好先检查健侧以确定施加阻力的大小; ④检查中应给予适当鼓励性的指令,以便提高受检者的主观能动性
	触诊	触摸烧伤创面,感受烧伤创面的硬度、温度、弹性	
	运动检查	评估患者的关节活动度和肌力	
	神经检查	检查患者的深反射、浅反射	
A	分析结果	根据各项主观检查、客观检查结果和运动解剖学、生物力学知识进行综合分析与总结,得出功能障碍分析结果	—
P	制订计划	根据明确的分析结果,为患者有针对性地制订康复辅助计划	①在选择矫形器时,应优先考虑其预防瘢痕挛缩的效果; ②已发生瘢痕挛缩或关节挛缩的患者,可以选择具有动态拉伸功能的矫形器; ③矫形器应贴合患者的身体曲线,避免造成额外的压迫和不适

👍 评价反馈

学生进行自评,评价自己能否完成烧伤的辅助技术咨询,能否按时完成整个 SOAP 流程和填写任务书,有无任务遗漏。教师对学生进行评价的内容:报告书写是否工整、规范,报告内容数据是否出自实训、真实合理,阐述是否详细,认识体会是否深刻,结果分析是否合理,是否达到了实训的目的。

(1)学生进行自评,并将结果填入下面学生自评表中。

班级:　　　　　　　　　姓名:　　　　　　　　　学号:

学习情境:

评价项目	评价标准	分值	得分
主观评估	通过谈话问清现存症状,获得有效信息	10	
客观检查	准确、合理、规范地完成所需评估项目	10	
结果评定	准确分析功能障碍结果及形成因素	15	
辅助计划	提供准确、有效的辅助计划和康复建议	15	
工作态度	态度端正,无无故缺勤、迟到、早退现象	10	
工作质量	能按计划完成工作任务	10	
协调能力	与小组成员、其他同学之间能合作交流,协调工作	10	
职业素质	关爱残疾人,有爱心、耐心、细心、责任心	10	
创新意识	运用 SOAP 流程拓展工作	10	
合计		100	

(2)学生以小组为单位,对学习的过程与结果进行互评,将互评结果填入下面学生互评表中。

学习情境									评价对象(组别)					
评价项目	分值	等级							1	2	3	4	5	6
职业素养	15	优	13～15	良	10～12	中	7～9	差	0～6					
工作效率	10	优	9～10	良	7～8	中	5～6	差	0～4					
计划合理	15	优	13～15	良	10～12	中	7～9	差	0～6					
方案准确	15	优	13～15	良	10～12	中	7～9	差	0～6					
团队合作	10	优	9～10	良	7～8	中	5～6	差	0～4					
组织有序	10	优	9～10	良	7～8	中	5～6	差	0～4					
操作规范	10	优	9～10	良	7～8	中	5～6	差	0～4					
成果展示	15	优	13～15	良	10～12	中	7～9	差	0～6					
合计	100													

(3)教师对学生工作过程与工作结果进行评价,并将评价结果填入下面教师综合评价表中。

学习情境				
评价项目		评价标准	分值	得分
工作过程 （50%）	S（10）	有效倾听	3	
		谈话技巧合理；能较好处理谈话中的沉默	4	
		注意沟通的完整性，重视患者反馈的信息	3	
	O（10）	评估内容合理、安全、有效	4	
		操作位置准确	2	
		评估顺序标准	2	
		评估中使用恰当指令，以提高患者的主观能动性	2	
	A（10）	基础知识运用合理	2	
		准确分析功能障碍的影响因素	4	
		评定结果准确	4	
	P（20）	提供准确、有效的辅助计划	10	
		开展有针对性的康复教育	5	
		针对患者的期望给予回复	5	
职业素养 （20%）	思政目标	关爱残疾人，有爱心、耐心、细心、责任心	5	
	工作习惯	具有安全意识、责任意识、服务意识	5	
	工作态度	积极参加教学活动，按时完成评价表，遵守考勤制度	5	
	团队精神	具有团队合作能力和与团队成员有效交流的能力	5	
项目成果 （30%）	工作完整	能按时完成任务	5	
	工作规范	能按规范要求开展 SOAP	10	
	辅具报告	能针对情境设计辅助计划	10	
	成果展示	能准确表达并汇报工作成果	5	
合计			100	

（4）综合评价表如下。

自评（20%）	小组互评（30%）	教师评价（50%）	综合得分

📑 学习情境的相关知识点

🔍 烧伤患者的体位摆放

保持抗挛缩体位：原则上取伸直、外展位，抬高烧伤部位，用枕头、泡沫垫将烧伤部位维持在伸展和抗重力位置。可限制水肿的形成，维持关节活动度，防止挛缩和畸形。大面积烧伤患者每2小时变换一次体位，以减轻压力，防止压疮形成，减少肺部感染。

烧伤的矫形器应用

烧伤的矫形器应用如下。

部位	体位摆放	矫形器
颈部	颈前烧伤时,去枕,头部充分后仰;颈后或两侧烧伤时,取颈部中立位,口部闭合	软的颈围,或内加塑胶海绵的低温热塑颈围
肩部	上肢外展 60°~90°;腋下烧伤时,肩外展 90°~100°并外旋	上肢牵引矫形器或腋部矫形器。两肩胛骨间垫枕,肩部轻度旋后
肘部	上肢屈侧烧伤时取肘伸展位,背侧烧伤时允许肘关节屈曲 20°,前臂中立位	肘伸展位矫形器
手部	腕关节背伸 20°~30°,掌指关节屈曲 90°。拇指外展对指位,指间关节伸直,手指单独包扎	手功能位矫形器,必要时可做间断固定,白天取下活动
脊柱	保持脊柱成一条直线,以预防脊柱侧弯,尤其是身体一侧烧伤者	—
髋部 膝部	髋关节中立伸展位;大腿内侧烧伤时髋外展 15°~30° 伸直位	两膝间加棒的髋外展矫形器 夜间用膝伸直位矫形器
踝部	踝关节背屈位,防止跟腱挛缩	足下垂矫形器

主要参考文献

[1] 岳寿伟.肌肉骨骼康复学[M].3版.北京:人民卫生出版社,2018.

[2] KAPANDJI A I.骨关节功能解剖学:第一卷 上肢[M].7版.刘晖,译.北京:中国科学技术出版社,2020.

[3] KAPANDJI A I.骨关节功能解剖学:第二卷 下肢[M].7版.刘晖,译.北京:中国科学技术出版社,2020.

[4] KAPANDJI A I.骨关节功能解剖学:第三卷 脊柱、骨盆及头部[M].7版.刘晖,译.北京:中国科学技术出版社,2020.